Bewährte Indikationen der Homöopathie
in der Veterinärmedizin

Prof. Dr. med. Mathias Dorcsi und
Dr. med. vet. Hans Wolter
in Dankbarkeit gewidmet

BEWÄHRTE INDIKATIONEN DER HOMÖOPATHIE IN DER VETERINÄRMEDIZIN

von
Dres. med. vet. Barbara und Michael Rakow

1988

JOHANNES SONNTAG
Verlagsbuchhandlung GmbH
Regensburg

CIP-Titelaufnahme der Deutschen Bibliothek:

Rakow, Barbara:
Bewährte Indikationen der Homöopathie in der Veterinärmedizin / von Barbara u. Michael Rakow. – Regensburg : Sonntag, 1988
ISBN 3-87758-053-X
NE: Rakow, Michael:; HST

ISBN 3-87758-053-X

Gesamtherstellung: Friedrich Pustet, Graphischer Großbetrieb, Regensburg.

INHALTSVERZEICHNIS

1. VORWORT

Die vorliegende Sammlung »Bewährte Indikationen in der Veterinärmedizin« füllt eine Lücke in der Literatur über Homöopathie in der Veterinärmedizin.
Die Sammlung enthält in erster Linie Erfahrungen der Autoren. Darüberhinaus wurden Erfahrungsberichte der Referenten aus den Kursen »Homöopathie für Tierärzte« berücksichtigt und erfaßt, die in den Büchern »Homöopathie für Tierärzte« (Hrsg. H. Wolter) u. a. dargelegt sind.
Aus dem recht umfangreichen Material wurden die wichtigsten Indikationen und die dazugehörigen Arzneimittel ausgewählt.
Dabei wurde Wert darauf gelegt, möglichst nur solche Mittel anzugeben, die sich tatsächlich nach der angegebenen klinischen Diagnose bewährt haben.
Der Begriff »Bewährte Indikation« soll beinhalten, daß für bestimmte Erkrankungen (Indikationen) bei charakteristischer Symptomatik bestimmte homöopathische Arzneimittel in der Praxis sich bewährt haben und der Behandlungserfolg sich mit großer Wahrscheinlichkeit einstellen wird. Es handelt sich um akute oder subakute Erkrankungsformen, die nach auslösender Ursache (Causa), Lokalsymptom (mit Ort, Art, Zeitpunkt, Aussehen der Veränderungen, evtl. auch der Sekrete), Modalität (Besserung oder Verschlimmerung durch), und begleitenden psychischen bzw. Verhaltenssymptomen zu differenzieren sind.
Diesen Erkrankungsformen lassen sich relativ leicht homöopathische Arzneimittel zuordnen. Für den Einzelfall muß jedoch darauf hingewiesen werden, daß eine individuelle Betrachtung des Krankheitsfalles erforderlich

werden kann. Sind schon lange bestehende, chronische Veränderungen Ursache einer Erkrankung, so müssen diese unbedingt berücksichtigt werden.

Die »Bewährten Indikationen« sind gedacht als Nachschlagewerk für den in der Praxis homöopathisch arbeitenden Kollegen, der schnell einen Überblick haben will, welche homöopathischen Arzneimittel bei einer bestimmten Erkrankung in Frage kommen.

Sie sind auch gedacht für den homöopathisch interessierten, aber noch wenig erfahrenen Kollegen, der sich bei einer bestimmten Erkrankung informieren möchte, mit welchen homöopathischen Arzneimitteln bei entsprechender Symptomatik ein Behandlungserfolg zu erwarten ist.

2. HINWEISE ZUM GEBRAUCH DES BUCHES

Voraussetzung für den erfolgreichen Gebrauch der »Bewährten Indikationen« sind Grundkenntnisse der homöopathischen Therapie und ihrer Anwendung wie sie in den Kursen »Homöopathie für Tierärzte« oder in der entsprechenden Fachliteratur vermittelt werden.
Die Begriffe Simile-Regel, Arzneimittelprüfung, Arzneimittelbild, homöopathische Anamnese, Arzneimitteldiagnose, Potenzierung usw. sollten in ihrem Inhalt und ihrer Bedeutung bekannt sein.

Bewährte Indikationen orientieren sich meist an den Leitsymptomen. Sie sind kein Repertorium und auch kein Therapiebuch, sie sind ein Nachschlagewerk für die Praxis.

Bleibt der Behandlungserfolg aus, so ist nach individueller homöopathischer Anamnese unter Berücksichtigung der Vorgeschichte, der Konstitution, der besonderen individuellen Krankheitssymptome der Fall gründlich zu bearbeiten, um dann zu einer Arzneimittel-Diagnose, zum Simile zu kommen.
Zu einer Reihe von Indikationen wurden die genannten Arzneimittel durch Stichpunkte ergänzt, die die Arzneimittelwahl und Differenzierung erleichtern sollen. Bei den wichtigsten Polychresten und Konstitutionsmitteln wurden die Leitsymptome, Modalitäten usw. ebenfalls in Stichpunkten zusammengefaßt.
Bei der Potenzangabe wurden überwiegend die Potenzen, die sich in der Praxis der Autoren für die nach klinischer Diagnose zusammengestellten Indikationen bewährt haben, angegeben. Sie sind lediglich als Vorschlag

gedacht. Bei einigen Mitteln haben sich verschiedene Potenzen bewährt und wurden daher entsprechend angegeben.

Grundsätzlich ist zu bemerken, daß die jeweils tiefere Potenz mehr »lokal« wirkt, während die höhere Potenz das Tier insgesamt, in seinem Gesamtzustand erfaßt. Bei höheren Potenzen sollten die jeweiligen Verhaltenssymptome am Tier deutlich ausgeprägt sein.

Die Dosierung der homöopathischen Arzneimittel wurde nicht gesondert angegeben. Für alle homöopathischen Arzneimittel gelten folgende Richtlinien:

Kleintiere:

1 Dosis =
5–10 Tropfen der Dilution
1 (bei sehr großen Hunden 2) Tabletten
1 Messerspitze Trituration
1,0 ml Injektion

Schweine, Schafe usw.:

1 Dosis =
10–15 Tropfen der Dilution
2 Tabletten
5,0 ml Injektion

Rinder, Pferde:

1 Dosis =
15–20 Tropfen der Dilution
2–3 Tabletten
1 Löffelspitze Trituration
10,0 ml Injektion

Perakute Krankheitszustände erfordern eine Applikation alle 10–20–30 Minuten bis zur Besserung (z. B. Schock, Kolik).

Bei *akuten* Erkrankungen wird das homöopathische Arzneimittel in der Regel 2–3mal tägl. verabreicht.
Bei *subakuten* Erkrankungen wird das Mittel 1–2mal täglich gegeben.
Bei *chronischen* Erkrankungen und Anwendung von höheren Potenzen wird das Mittel nur 1–2mal pro Woche oder (D200) nur einmalig bzw. einmal in 3–4 Wochen gegeben.

Im allgemeinen wurden die Arzneimittel nach der Bedeutung bei der Anwendung geordnet. Es stehen also die am häufigsten angezeigten, »bewährtesten Mittel«, jeweils am Anfang der Rubriken, dann folgen Mittel, die in Frage kommen können, falls die zuerst genannten für den betreffenden Fall nicht passen.

Mittel, über die nur Einzelerfahrungen vorliegen, wurden in Klammern angegeben. Sie sind in den Arzneimittellehren nachzulesen.
Gehören zu einer Indikation sehr viele Mittel (z. B. Diarrhöe, Bronchitis) so wurden diese der besseren Übersicht wegen in alphabetischer Reihenfolge aufgeführt.

3. BEWÄHRTE INDIKATIONEN

Abmagerung

Sulfur D12 (D30)
Jodum D12
China D6 (nach Säfteverlust)
Lycopodium D30 (Leberstörung)
Calcium phosphoricum D8 (Jungtiere)
Phosphorus D8 (D30)
Carbo vegetabilis D8 (Schwäche bei schwerer Krankheit)
Nux vomica D6 (Magen-Darm-Erkrankung)
Abrotanum D1 (Wurmbefall)

Abort

drohender Abort: **Viburnum D1** (nach Wolter), **(Caulophyllum), (Secale cornutum),**
nach dem Verwerfen: **Sabina D3, Aristolochia D15**

Abszeß

Hepar sulfuris D8 (D30)

- akute Eiterung
- hochgradige Berührungs- und Schmerzempfindlichkeit
- Körpertemperatur erhöht
- Rötung, Wärme
- zur Eröffnung und besseren Abkapselung des Abszesses

Myristica sebifera D3

- »homöopathisches Messer«
- nicht so akut im Verlauf wie Hepar sulfuris
- weniger deutliche Schwellung, Rötung, Hitze, Berührungs- und Schmerzempfindlichkeit

Silicea D6 (D12)
- zur Ausheilung von Abszessen nach Eröffnung

Mercurius solubilis D8
- Abszeß gerötet, hart
- Sekret übelriechend, wundmachend

Belladonna D4
- Nabelabszeß beim Kalb
- mit Fieber, Schwellung, Rötung, Schmerzhaftigkeit, Inappetenz

Calcium sulfuricum D4
- hartnäckige oder rezidivierende Abszesse und Furunkel, wenn **Hepar sulfuris** nur unbefriedigende Wirkung zeigt

äußere Anwendung: **Calendula extern** zur Spülung
- heilungsfördernd und entzündungshemmend
- nimmt schlechten Geruch

Acetonämie des Rindes

Flor de Piedra D3
- alle Lebensvorgänge sind verlangsamt: trinken in langen Zügen, Futteraufnahme langsam, stehen langsam auf, Melkzeit verlängert
- erschwerter Kotabsatz, Kot dunkel, geballt
- Leberstörung

Chelidonium D4
- wenn die Verlangsamung der Lebensvorgänge und damit das Flor de Piedra-Bild nicht so deutlich ist, Tiere sind unruhig
- Leberschmerzpunkte positiv
- trinkt warmes Wasser

Nux vomica D6 (D30)
- Berührungsempfindlichkeit

- aufgekrümmter Rücken, abgestellter Schwanz
- Kotdrang
- Causa: Fütterungsfehler

Adduktorenzerreißung beim Rind

Arnica D4, Hypericum D6

Adipositas

Fucus vesiculosus D3, Jodum D12, Kalium carbonicum D6, Thuja D6 (D15), Graphites D8

Aftermittel

Acidum nitricum D6

- Brennen und Jucken am After
- After rissig mit Rhagaden und Blutungsneigung
- knotige Veränderungen mit Blutungen

Causticum Hahnemanni D12

- Brennen und Jucken am After
- After verdickt, feucht-schmierig
- Drüsen verdickt, schmerzhaft
- Sekret dick, zäh, klebrig

Graphites D8

- Brennen und Jucken am After
- Vorwölbung des Anus
- Afterfissuren und Afterekzem
- Analdrüsen vergrößert, Sekret honigartig, klebrig
- Blutungen möglich
- Tiere sind fettleibig

Silicea D6 (D12)

- chronische Neigung zur Fistel- und Furunkelbildung, auch am After
- Sekret der Analdrüsen dünn, ätzend, stinkend

Thuja D15
- Brennen und Jucken am After
- Analekzem, Analrhagaden
- After rissig, wund, umgeben von blumenkohlartig auch anders geformten Auswüchsen mit Blutungsneigung
- Analdrüsen verdickt, schmerzhaft
- Absonderung übelriechend, mit Blut vermischt

Asa foetida D4
- starke Schmerzen, läßt sich nicht untersuchen
- Analbeutel vereitert mit klebrigem, eitrigem Sekret
- Geruch am After, Sekret stinkend
- Berührungs- und Schmerzempfindlichkeit
- Verschlimmerung abends

Calcium sulfuricum D4
- hartnäckige oder rezidivierende eitrige Prozesse mit dickem, klumpigem, gelb schleimigem oder eitrigem Sekret um den After

Petroleum D6
- Afterekzem mit Rhagaden
- Haut verdickt, trocken, springt leicht auf
- neigt zu blutigen Schrunden
- nässendes Ekzem möglich
- große Schmerzempfindlichkeit

Antimonium crudum D4
- Schmerzen am After
- Schleimabsonderung
- Rhagaden an der Haut-Schleimhautgrenze, Hautrisse

Staphisagria D4 (D30)
- nervöse, unruhige, reizbare Tiere
- stark juckende und nässende Ekzeme am After
- juckende und blutende Warzen

Afterschließmuskel, Schwäche des
(nach Dorcsi)

Causticum D12, Aloe D3, Sepia D30

Aggressivität

Hyoscyamus D30 (D200); gegen Artgenossen: **Natrium muriaticum* D200**
bei Muttersauen: **Platinum D30**

Aktinomykose beim Schwein

Kalium jodatum D3 (Hepar sulfuris D8)

Allergie

Apis D4, Calcium carbonicum D12 (D30), Cardiospermum D3, Formidium, Galphimia D6, Urtica urens D4

Alopezie

Thallium D4, Magnesium carbonicum D8 (beim Kalb)

Altersherz

Crataegus D1, Cactus grandiflorus D4, Arnica D4 (D30)

Altersmittel

Arnica montana D4

- alles verlangsamt, müde und matt, erschöpft
- früher sehr temperamentvoll, voller Kraft und Lebensfreude

Arsenicum album D6 (D12)

- sehen älter aus als sie sind
- trinkt häufig kleine Mengen
- sucht Wärme
- Haut und Haare fettig, schuppig, Geruch nach Aas
- Tier hält sich sehr sauber

---

* Natrium muriaticum = Natrium chloratum

- nach Krankheit stark gealtert, erschöpft
- Nierenstörung (Harnwerte s. Pyelitis/Pyelonephritis)
- Unruhe nachts

Kalium carbonicum D4
- Tiere zu dick (dicker Corpus, dünne Beine!)
- beginnendes Lungenödem, beginnender Ascites
- trinken viel
- laufen steif
- kräftigt Herz und Niere

Sepia D8
- für ältere, weibliche Tiere
- Haut schlaff, bildet Falten (fehlende Elastizität des Bindegewebes)
- Hängebauch, lang hängendes Euter, lange schlaffe Zitzen, Rima vulvae verlängert, Hängegesäuge bei der älteren Hündin
- Harnträufeln der älteren Hündin ohne klinischen Befund
- Tiere eher stumpfsinnig, aber plötzliche Launenhaftigkeit möglich
- Fell filzig, struppig
- Kot läuft aus After (b. Rind)
- Gelbfärbung der Haut um die vulvonale Region (b. Rind)
- Urovagina
- Uterus schlaff, groß, hängt tief in das Abdomen (b. Rind)

Crataegus D1
- Altersherz (»Pflegemittel des Herzens«)
- deutl. Nachlassen der Leistung: müde, schlapp, schläft viel
- zeitweise nächtliche Unruhe

- Herz: Geräusche 1., 2. und 3. Grades, schlimmer nach Anstrengung
- Fehlen anderer Krankheitsursachen

Lycopodium D12 (D30)
- Leber- und Nierenschwäche oder -störung
- geringe Futteraufnahme (geht scheinbar hungrig zum Futter, frißt aber nur wenig)
- Kot meist eher fest, klumpig
- Blähungen

Pferd: **Arsenicum album D6 (D12)** (Abmagerung und Schwäche)
Acidum phosphoricum D6 (schnelle Erschöpfung)

Amenorrhöe, Ausbleiben der Läufigkeit, Brunst

Pulsatilla D1, D4, Aristolochia D15, Sepia D8, Agnus castus D4, Kalium jodatum D3

Anämie

Ferrum metallicum D4 (D8), China D6 (nach Säfteverlust)

Analdrüsenerkrankungen

Hepar sulfuris D8 (D30)
- Analbeutelabszeß, zur Eröffnung und besseren Abheilung
- hochgradige Berührungs- und Schmerzempfindlichkeit
- einseitige Schwellung, Rötung

Myristica sebifera D3
- Analbeutelabszeß
- im Verlauf nicht so akut wie Hepar sulfuris

Silicea D6
- zur Ausheilung des Analbeutelabszesses nach Eröffnung

Aesculus hippocastanum D3
- Rötung und Reizung des Afters und seiner Umgebung
- fördert die Durchblutung im gesamten Beckenraum

Calcium sulfuricum D4
- Analbeutelabszeß mit schlechter Heiltendenz
- Sekret dick, klumpig, gelb, schleimig, eitrig
- Abfluß vorhanden

Asa foetida D4
- Analbeutel vereitert mit klebrig, eitrig, stinkendem Sekret
- berührungsempfindlich
- hochgradige Schmerzhaftigkeit
- Geruch am After

Causticum Hahnemanni D12 (D30)
- chronische Verstopfung der Analbeutel
- Sekret klebrig, dick zäh, gelblich/grünlich
- After groß, vorgewölbt, schmierig
- schmerzempfindlich

Anfangsmittel

Aconitum napellus D4
- Folge von Zugluft, kaltem Wind
- plötzlicher Krankheitsbeginn
- hohes Fieber innerhalb von Stunden
- Anfangsmittel, bevor Prozeß manifestiert ist
- unruhig, ängstlich, schreckhaft
- Haut trocken
- großer Durst
- Besserung muß innerhalb von 2 Std. eintreten

Belladonna D4
- Folge von Hitze, Schwitzen, Zugluft
- Fieber
- schwitzen
- Schleimhäute dunkelrot, trocken
- Schmerzen plötzlich, klopfend
- überempfindlich gegen Sinnesreize
- Krankheitsherd lokalisiert

Lachesis D8
- akuter Krankheitsverlauf mit starker Allgemeinstörung
- hohes Fieber
- septikämischer Verlauf
- Schleimhäute blaß oder zyanotisch
- Herz-Kreislaufstörungen
- berührungsempfindlich
- Verschlimmerung morgens
- beim Rind: Nachlassen der Milchleistung *vor* Auftreten der Krankheitssymptome
- Katze: 3. Augenlid fällt vor, läßt sich nicht im Nacken fassen

Angst

Lachesis D12
- Angstzustände
- unruhig, Übererregbarkeit bis zu Aggressionen
- Geräusch-, Licht-, Berührungsempfindlichkeit

Belladonna D30
- Angstbeißer
- beißen plötzlich, ohne jede Ankündigung

Hyoscyamus niger D30 (D200)
- Angstbeißer
- Knurren oder Bellen vorher, Lefzen hochziehen

- Angst nach Geräuschen
- überschießende Reaktionen

Nux vomica D30
- Hypersensibilität gegen äußere Reize (Geräusche, Berührung, Licht)

Phosphorus D30
- Angstbeißer
- nervös, zappelig, neugierig
- Angst vor dem Alleinsein
- Angst vor Gewitter
- versteckt sich in der Nähe des Menschen

Arsenicum album D30
- Angst vor Alleinsein
- Unruhe nachts
- macht sich unruhig bemerkbar

Causticum Hahnemanni D30
- ängstliche Tiere mit chronischen Haut- oder Harnwegserkrankungen

Pulsatilla pratensis D4
- ängstlich-aufmerksam
- Angst vor Alleinsein
- bindegewebsschwach, gutmütig, anhänglich
- mild, sanft, nachgiebig

Argentum nitricum D30
- Angst vor allem Neuen
- Durchfall aus Angst

Apis mellifica D30
- Angst im Schlaf mit Bellen
- Angstträume

Zincum metallicum D8
- nervöse Unruhe und Angst, Schreckhaftigkeit
- Zittern und Zucken der Gliedmaßen, auch im Schlaf

Calcium phosphoricum D8
- Angst infolge Schreckhaftigkeit bei Jungtieren

Opium D30
- Angst als Schreckfolge

Coffea D2 (D4)
- beim Pferd: Angst und Aufregung vor Turnieren
- Herzklopfen

Stramonium D30
- große Schreckhaftigkeit, Angstzustände mit krampfartigen Bewegungen
- Toben
- Koordinationsstörungen

Antibiotikafolgen

Sulfur D30, Nux vomica D30

Aphthen

Borax D3, Mercurius solubilis D8, Kreosotum D4, Mercurius corrosivus D6

Appetit, mangelnder oder wechselnder

Lycopodium D12 (D30), Ferrum metallicum D8
China D6, Calcium phosphoricum D8, Arsenicum album D12

Appetit, perverser

Calcium carbonicum D12
- Jungtiere
- Gier auf rohe Kartoffeln, Lehm, Sand
- Anlecken von Steinen
- Vorliebe für Eier
- Vertragen keine Milch

Calcium phosphoricum D8
- gierig auf gesalzene Speisen, Fleisch
- Vertragen keine Milch
- Gier auf Holz, Papier, besonders auf Papiertaschentücher

Ferrum metallicum D8
- Gier auf Sand

Carbo vegetabilis D8
- Gier auf Kot (bei älteren Hunden)
- Blähungen hör- und riechbar

Alumina D4 (D8)
- Gier auf Unverdauliches

Veratrum album D6
- frißt eigenen Kot (beim Hund auch Hinweis auf Coccidienbefall)

Nux vomica D6
- Nahrung abusus mit nachfolgenden Verdauungsstörungen (Blähungen, Erbrechen, Durchfall, Verstopfung)

Arthritis

Bryonia D4
- Gelenk rot, geschwollen, heiß, schmerzhaft bei jeder Bewegung
- liegen auf erkrankter Stelle
- großer Durst nach kaltem Wasser, trinkt viel auf einmal

Rhus toxicodendron D6 (D30)
- Gelenk schmerzhaft
- Besserung in Bewegung
- allgemeine Unruhe
- Verschlimmerung durch Kälte und Nässe

Belladonna D4

- Gelenke geschwollen, gerötet, heiß, schmerzhaft, glänzend
- hochgradige, akute Lahmheit
- Fieber
- großer Durst
- Verschlimmerung abends, Kälte, Zugwind

Acidum formicicum D4

- nach Überlastung, Kälte und Nässe
- plötzliche Schmerzen
- Steifheit mit plötzlichem Aufschreien
- Drang nach Bewegung trotz Schmerzen
- Unruhe nachts

Kalium bichromicum D4 (D30)

- wenn der erste, akute Schmerz vorüber ist
- Sekret im Gelenk vermehrt (kein Hämatom!)
- Sekret bei Punktion schleimig-fadenziehend
- folgt gut auf Bryonia

Ruta D2 (D4)

- Schädigung von Periost und Bandansatz
- Besserung durch Bewegung
- Verschlimmerung durch Kälte und Nässe
- läßt sich gut mit Rhus toxicodendron kombinieren

Arthrose

Harpagophytum D2

- Schmerzen beim Aufstehen
- bei HD und Spondylose

Viscum album D4

- allgemeines Altersmittel
- Steifigkeit von Gelenken und Muskeln
- Tiere meist zu dick und zu schwer

Symphytum D1
- Rückbildung von Periost- und Kapselschäden
- Rückbildung traumatischer Exostosen
- lokale Schmerzhaftigkeit

Hekla lava D8
- versuchsweise bei HD
- Exostosen beim Pferd
- Schale und Spat

Rhus toxicodendron D6 (D30)
- akute Beschwerden bei Arthrose nach Überanstrengung, Kälte und Nässe
- Besserung durch Bewegung

Causticum Hahnemanni D12
- Arthrosen mit allgemeiner Schwäche
- Arthrosen mit Zittern und Lähmungserscheinungen
- Verschlimmerung durch kaltes, trockenes Wetter
- Besserung bei feuchtem, nassem Wetter

Ascites

Apocynum D2 (D6)
- cardiale und renale Ödeme
- akute Herzinsuffizienz (auch Ausfallen einzelner Herztöne) mit Ödembildung

Convallaria majalis D3
- Herzinsuffizienz mit Rhythmusstörungen
- tritt meist im Sommer nach oder bei Hitzeperioden auf
- akuter bis subakuter Verlauf

Serum anguillae D8
- Stauungsödeme
- Folge von Herz-Nieren-Erkrankung

Apis mellifica D3

- exsudative Prozesse von Peritoneum, Pleura, Pericard
- Harnbildung vermindert
- Wärme verschlimmert
- wenig Durst

Kalium carbonicum D4

- stärkt Herz und Niere

Atherome

Sulfur D12 (D30), Causticum D12 (D30), Thuja D6 (D15, D30)

Atresie des Ovar s. Ovar

Aufbaumittel, homöopathische Stärkungsmittel

Acidum phosphoricum D8, Calcium phosphoricum D8, China D6, Silicea D12 (D30), Phosphorus D30 (D8), Kalium phosphoricum D4, Carbo vegetabilis D8 (D30), Zincum metallicum D8, Nux vomica D6 (D30)

Bänderschwäche – Bindegewebsschwäche

Rhus toxicodendron D6 (D30), Silicea D12 (D30), Calcium fluoratum D6 (D8), Sepia D8

Bananenkrankheit

Belladonna D4, Apis D3, Arnica D4

Bienen-, Wespenstich

Apis D4, Ledum D4, Staphisagria D6

Bißwunden

Calendula D2
- heilungsfördernd und entzündungshemmend
- **Calendula extern** äußerlich, nimmt schlechten Geruch infizierter Wunden

Ledum D4
- bei allen Stich- und punktförmigen Wunden
- hohe Schmerzhaftigkeit
- Wunde mehr bläulich, rötlich
- (noch) keine Eiterung oder Abszedierung

Lachesis D8
- septikämischer Verlauf, Fieber
- Apathie, Inappetenz
- berührungsempfindlich
- blauroter Rand, Nekrose
- übelriechende dünne Absonderung, (noch) keine Eiterung
- Verschlimmerung morgens

Echinacea D2
- beginnende Infektion
- beginnende Sekretion und Eiterung
- allgemeine Steigerung der Abwehrkräfte

Pyrogenium D8
- Gewebe schlecht durchblutet
- Sekret aashaft *stinkend*
- unruhig, berührungsempfindlich
- Fieber
- septikämischer Verlauf

Hepar sulfuris D8 (D30)
- eitrig-infizierte Bißwunde
- Temperatur erhöht
- hohe Schmerzhaftigkeit und Berührungsempfindlichkeit
- fördert Abszeßabkapselung und -reifung

Myristica sebifera D3
- eitrig infizierte Bißwunde
- Schwellung, Rötung, Hitze und Berührungsschmerz sind weniger ausgeprägt als bei **Hepar sulfuris**
- der Verlauf ist mehr protrahiert

Silicea D6
- zur besseren Ausheilung nach Abszeßeröffnung
- fördert die Heiltendenz bei allen schlecht heilenden Wunden

Blähungen

Nux vomica D6, Colocynthis D4, Carbo vegetabilis D8, Arsenicum album D6, Lycopodium D6 (D12), Chelidonium D4, China D6, Staphisagria D6, Chamomilla D2

Blasenentzündung s. Cystitis

Blasengrieß s. Harngrieß

Blasenlähmung

Causticum D12 (D30), Arnica D4 (nach Unfall), **Plumbum aceticum D6** (Diskopathie), **Sabal serrulatum D3**

Blasenschwäche

Cantharis D4, Causticum D12, Sepia D8 (D30)
Petroselinum D3 (D30),
bei Erregung: **Phosphorus D30, Gelsemium D30**

Blasensteine s. Harnsteine

Blepharitis

Staphisagria D6, Graphites D8, Thuja D6 (D15)

Blutungsmittel

Arnica montana D4
- akute Blutungen aller Art
- Blutverlust
- frische Hämatome
- Schmerz bei jeder Berührung und Bewegung
- Erschöpfung und Schwäche durch Blutverlust

Bellis perennis D2
- Blutungen nach Verletzungen, Quetschungen
- Abgeschlagenheits- und Wundheitsgefühl
- Blutungen bei Nachgeburtsabnahme

Hamamelis D3 (D4)
- Blutstillung bei venösen Blutungen
- meist gleichmäßig fließend, sickernd
- allgem. Schmerzen mit Zerschlagenheit
- dunkelrote Hämatome post operationem bei schwachen, älteren Tieren

Millefolium D3 (D6)
- hellrote Blutungen durch Verletzungen

Bösartigkeit s. Aggressivität

Bradykardie

Digitalis D3, (Crataegus D1)

Bronchitis/Bronchiolitis akut

Aconitum D4, Belladonna D4 (Anfangsmittel/Fiebermittel)
Ammonium jodatum D4, Tartarus emeticus D4 (Rasseln, Hiemen, Giemen)
Bryonia D4 (Bronchitis u. Pleuritis)
Ipecacuanha D6, Drosera D3, Cuprum aceticum D6 (D30) (Krampfhusten)
Phosphorus D8 (D30), Ferrum phosphoricum D8 (Hustenmittel u. Konstitutions- bzw. Fiebermittel)

Arzneimittel in alphabetischer Reihenfolge:

Aconitum D4 (D30)
- bei Beginn der Erkrankung s. Anfangsmittel
- perakuter Krankheitsverlauf

Ammonium jodatum D4
- Atmung ist rasselnd, Hiemen und Giemen
- Sekret löst sich nicht, scheint am eigenen Schleim zu ersticken
- akut
- große Schwäche
- Stallklima: erhöhter Ammoniakgehalt

Belladonna D4
- s. Anfangsmittel
- Fieber, Apathie
- trockene Schleimhäute
- berührungsempfindlich
- Atmung keuchend, dyspnotisch

Bryonia D4
- trockener, harter, krampfhafter Husten
- Bronchitis und Pleuritis
- Atmung schmerzhaft, schnell und flach

- Tiere wollen sich nicht bewegen – Schmerzhaftigkeit im Interkostalraum
- Besserung an der frischen Luft
- Verschlimmerung morgens

Cuprum aceticum D6 (D30)
- akuter, **quälender, krampfartiger** Husten mit Würgen
- Kopf wird tief gehalten
- viel Rasseln und Schleim
- Atemnot

Drosera D3
- akuter schmerzhafter bronchialer Reizhusten
- Schleim zäh, will sich nicht lösen
- Husten anfallsweise, besonders nachts
- wichtiges Mittel beim Pferd

Ferrum phosphoricum D8
- trockener Husten
- schleimiger evtl. leicht blutiger Auswurf
- länger anhaltende Temperaturerhöhung

Ipecacuanha D6
- grobblasiges Rasseln
- starke Schleimhautreizung
- Krampfhusten
- scheint zu ersticken
- Husten mit Brechreiz

Phosphorus D8 (D30)
- akute Bronchitis und Bronchopneumonie
- trockener, schmerzhafter Husten
- wenig zähschleimiges, teilweise leicht blutiges Sekret
- Tiere liegen meist auf der rechten Seite
- Tiere schlank, hochbeinig, nervös, unruhig (»Phosphortyp«)

Tartarus emeticus D4
- akute fieberhafte Bronchitis und Bronchopneumonie
- Rasseln mit viel Schleim
- große Schwäche

Bronchitis/Bronchiolitis subakut:

Sulfur D6 (D30) (Reaktionsmittel)
Kalium jodatum D3 (Ausheilung)
Phosporus D8 (D30), Ferrum phosphoricum D8 (Hustenmittel u. Roborans) s. Bronchitis akut

Kalium jodatum D3
- Husten rauh, bellend, heiser, hartnäckig
- rauhes, bronchiales Atemgeräusch
- festsitzendes Sekret
- Fell struppig
- Therapeutikum und Roborans
- bes. b. Kalb und Zwingerhusten der Hunde

Sulfur D6 (D30)
- als Resorptions- und Reaktionsmittel

Bronchitis chronica (alphabetisch)

Antimonium arsenicosum D4 (D8)
- hartnäckige Bronchitis
- Unruhe, Dyspnoe, Zyanose

Kalium arsenicosum D4
- chronische Bronchitis u. Lungenemphysem
- Atemnot, Herzschwäche, Nasenausfluß

Kalium nitricum D3
- chronische Bronchitis und Herz-Kreislaufschwäche
- Kurzatmigkeit
- Bronchial-Spasmen
- Verschlimmerung durch feuchte Kälte
- s. Kalium arsenicosum und Ammonium arsenicosum

Stannum D8
- chronische Bronchitis
- große Schwäche
- grobblasige Rasselgeräusche
- Sekret gelblich/grünlich

Sticta pulmonaria D3
- starker nächtlicher Hustenreiz
- trockener, bellender, quälender Reizhusten der schon einige Zeit besteht
- Verschlimmerung in kalter Luft
- bei älteren Tieren mit chronischer Bronchitis

Acidum formicicum D4 bzw. Formidium in die Lungenschmerzpunkte (nach Wolter)*

Bronchopneumomie

Belladonna D4, Bryonia D4, Ammonium jodatum D4, Tartarus emeticus D4, Phosphorus D8 (D30)

Brunst, stille

Pulsatilla D4 (junge Tiere), **Aristolochia D15, Sepia D8** (ältere Tiere)

Bursitis

Kalium bichromicum D6 (D30), Bryonia D4, Apis D4 (D30)

---

* Wolter, H.: Homöopathie für Tierärzte, Bd. 1, Schlüter'sche Verlagsanstalt und Druckerei, Hannover 1978

Coccidiose

Abrotanum D1, Nachbehandlung: **China D6**

Commotio cerebri/Contusio

Arnica D4 (D30), Belladonna D4, Hypericum D6, (Opium D30)

Conjunctivitis

Euphrasia D2, Apis D4, Pulsatilla D4, Natrium muriaticum D6 (D30), Argentum nitricum D6 (D30), Cepa D3, Mercurius solubilis D8, Kalium bichromicum D6

Cysten der Ovarien s. Ovarialzysten

Cystitis

Belladonna D4
- s. Anfangsmittel

Lachesis D8
- s. Anfangsmittel

Cantharis D4
- Harndrang
- setzt häufig kleine Urinmengen ab
- kann nachts nicht durchhalten
- Harnabsatz schmerzhaft
- nach Kälte und Durchnässung

Berberis D4 (D6)
- ph-Wert und Eiweiß erhöht
- Übergangsepithelien und tubuläre Epithelien
- Erythrozytenmenge wechselnd
- Wechsel Durst – Durstlosigkeit
  Appetit – Inappetenz
  Urin hell – Urin dunkel
- Blasen- und Nierenmittel
- Steigerung der Nierenfunktion

Dulcamara D4
- akut, subakut
- Folge von Durchnässung
- Harndrang, teilw. unwillkürl. Harnabgang
- unruhig, schmerzhaft
- Harn trüb, häufig viel Erythrozyten

Mercurius solubilis D8
- akut, subakut
- Harndrang
- Urin blutig oder eitrig-schleimig
- Eiweiß, Epithelien aller Größe und Formen
  Zylinder, Erythrozyten + + +, Leukozyten

Hamamelis D3
- Blut im Harn nach Unfall usw.
  Verletzung der Blase

Arsenicum album D6
- Tiere durch Erkrankung deutlich gealtert
- trinkt häufig kleine Mengen
- sucht Wärme
- Neigung zu Durchfall
- Haut fettig, schuppig, Geruch unangenehm faulig
- Urin: Eiweiß, Rundepithelien, Zylinder

Causticum Hahnemanni D12
- chronische Cystitis
- Urin trüb, dunkel, viel Sediment
- Harndrang oder Nachträufeln von Urin

Sabal serrulatum D3
- Harndrang ohne Harnabsatz
- Anfangsmittel

Pareira brava D4
- ständiger Harndrang

- Schmerzen
- Urin dunkel, blutig, dick
- schleimig, eitrig
- vorwiegend bei männlichen Tieren

Pulsatilla D4
- Folge einer aufsteigenden Infektion (Vaginitis)
- Harn wasserhell, kann auch braun sein
- deutliches Sediment
- Harndrang
- Cystitis während oder nach der Läufigkeit bzw. Brunst

Solidago D2
- Harndrang
- Heilung verzögert
- Urin: dunkel, trüb, viel Sediment
- Eiweiß erhöht, Erythrozyten + + +, Epithelien + + +, Kristalle mgl.
- Cystitis und Pyelonephritis

Thuja D6 (D15)
- blutiger Urin
- passives Austreten des blutigen Urins aus der Harnröhre
- Konstitutionsmittel

Lycopodium D6
- mehr chronische Cystitis und Nierenstörung
- viel Sediment mit Erythrozyten, Leukos, Epithelien, Kristalle
- Nieren- und Lebermittel
- Tiere fressen nur wenig, lassen Futter lange stehen
- Harngrieß b. Katern

Terebinthina D6 (D12)
- Harnmenge vermindert

- Sediment wie Kaffeesatz
- Epithelien, Kristalle, Erythrozyten
- Harndrang
- Urin tropfenweise oder kleinste Mengen (bes. Kater)
- Hautveränderungen, stark juckend

Dämpfigkeit

Acidum formicicum D4 oder **Formidium** (Injektion in die Schmerzpunkte nach Wolter), **Kalium arsenicosum D4, Laurocerasus D3, Viscum album D4, Kalium nitricum D3**

Darm- und Blasenlähmung

Alumina D4, Plumbum aceticum D6, post operationem: **Staphisagria D6 (D30), Nux vomica D6**

Darmparasiten

Abrotanum D1, China D6 (nach Kokzidien), **Calcium carbonicum D12, Acidum phosphoricum D6** (Schwäche), **Carduus marianus D3** (Leberschädigung), Konstitutionsmittel

Deckunlust

Agnus castus D3, Acidum phosphoricum D6 (D30), (Damiana D2)

Dekubitus

Silicea D6 (D12), Pyrogenium D8, Calendula D2

Dermatitis s. Ekzem

Diabetes

Syzigium D2, Acidum phosphoricum D4 (nach Dorcsi)

Diarrhöe

Nux vomica D6 (Nahrungsabusus),
Arsenicum album D6 (D12) (Verdorbenes)
Mercurius solubilis D8 (wäßrig, blutig, schleimig)
Podophyllum D4 (wäßrig)
Carbo vegetabilis D8, Veratrum album D6 (Schwäche, Kollaps)
Magnesium carbonicum D4 (D8), Magnesium phosphoricum D8, Calcium carbonicum D12 (Jungtiere)

Pyrogenium D8 (stinkend)
Sulfur D6 (D12) (Reaktionsmittel)
China D6 (chronisch-rezidivierend)

Arzneimittel in alphabetischer Reihenfolge:

Abrotanum D1
- Durchfall mit Verstopfung
- aufgetriebener Leib
- abgemagert bei gutem Appetit

Antimonium crudum D4
- Verdauungsstörungen nach saurem Futter oder sauren Früchten
- Kot wäßrig-schleimig
- Wechsel von Durchfall und Verstopfung

Argentum nitricum D6
- Durchfall bei Aufregung und Angst

Arsenicum album D6 (D12)
- faulig-übelriechender, dunkler Durchfall
- in kleinen Mengen abgesetzt
- viel Durst, trinkt nur kleine Mengen
- nach Aufnahme von verdorbenem Futter
- sucht die Wärme
- Schwäche

Calcium carbonicum D12
- infolge Unverträglichkeit von Milch
- Blähungen
- Durchfall sauer riechend
- Kälber: abends: grünlich-wäßrig
  tagsüber: geronnene Milch als Kot

Carbo vegetabilis D8
- übelriechende Durchfälle mit großer Schwäche und Apathie (Kreislaufstörung)
- Kot wäßrig, teilweise blutig, mit Schleimfetzen

- Kot läuft passiv aus dem After aus (Kalb, Rind)
- übelriechende Blähungen

China D6
- Tier zottig, abgemagert
- Durchfälle alle 5–7 Tage
- Kolik mit aufgetriebenem Bauch
- Nachbehandlung nach Kokzidienbefall (s. Coccidiose)

Ferrum phosphoricum D8
- rezidivierende Durchfälle mit unverdauten Nahrungsteilen
- beim Fleischfresser: Abneigung und Unverträglichkeit von Fleisch und Eiern
- für Jungtiere mit wechselndem Appetit und ständiger Infektneigung

Ipecacuanha D6
- schaumiggärender, blutiger Durchfall
- Erbrechen und Durchfall nach zu viel oder zu fettreichem Futter

Jodum D12
- länger bestehender Durchfall
- nervöse, unruhige, zu Aggressionen neigende Tiere
- Abmagerung trotz Aufnahme von großen Futtermengen, ohne daß andere Krankheitsursachen gefunden werden

Magnesium carbonicum D4 (D8)
- übelriechender, säuerlicher Kot
- Kot grünlich, schaumig
- kolikartige Schmerzen
- rezidivierende Durchfälle bei Jungtieren

Magnesium phosphoricum D8
- sauer riechender, hartnäckiger Durchfall bei Jungtieren
- Kot grünlich, schaumig

- kolikartige Schmerzen
- Tiere lebhaft, unruhig, nervös

Mercurius solubilis D8
- Durchfall schleimig, blutig oder grünlich-gelb
- heftiges Drängen, als ob er nie fertig werden würde
- sehr wundmachend
- Kot wie von einer Schleimhaut überzogen

Nux vomica D6
- Aufnahme von zuviel, nicht artgerechter, verdorbener Nahrung
- Bauchschmerzen
- Blähungen, Erbrechen
- Durchfall
- ständiger Kotdrang
- Futterverweigerung
- Überempfindlichkeit gegen Geräusche, Anfassen, Hochheben

Phosphorus D8 (D30)
- Wechsel zwischen Inappetenz und Heißhunger
- viel Durst
- Kot dünn, teilweise schleimig
- Tier unruhig, nervös, sehr geräuschempfindlich Typenmittel!

Podophyllum D4
- Hydranten-Stuhl
- wäßrig, übelriechend
- gelblich oder grünl. unverdaut
- Blähungen, kolikartige Schmerzen

Pulsatilla D4
- Durchfall mit Schleim

Pyrogenium D8
- Durchfall gelb-grün, *übelriechend*
- wird häufig abgesetzt
- unruhig

Rheum D3
- sauer riechende Durchfälle bei Jungtieren
- Brennen am After

Silicea D6 (D12)
- Durchfall besteht schon länger
- Kotdrang
- Wechsel von Durchfall und Verstopfung
- Tiere ängstlich, geschwächt
- bindegewebsschlaff

Sulfur D6 (D12)
- nur frühmorgens
- chronisch
- Reaktionsmittel

Veratrum album D6
- profuse, wäßrige, schleimig-blutige, schubweise sich entleerende, schwächende Durchfälle
- starke Allgemeinstörung mit Kollaps

Diarrhöe

nach Fett: **Nux vomica D6**
nach Milch: **Calcium carbonicum D12**
nach Verdorbenem: **Arsenicum album D6**

Diskopathie

Nux vomica D6
- berührungsempfindlich
- starke, plötzlich einsetzende Schmerzen
- Spasmen der glatten Muskulatur
- gestörter Harn- und Kotabsatz
- gespannte Bauchdecken
- aufgekrümmter Rücken
- Inappetenz
- Bewegungsstörung der Hinterbeine

Plumbum aceticum D6
- bei schlaffer Lähmung

- Beine werden hinter dem Körper hergezoger
- passiver Abgang von Harn und Kot
- wenig Schmerzhaftigkeit

Colocynthis D4

- starke, kolikartige Schmerzen
- Abdomen hart
- Rücken stark gekrümmt
- Druck auf den Bauch oder Reiben des Bauche

Gingko biloba D2

- zur besseren Durchblutung

Rhus toxicodendron D6 (D30)

- Nachbehandlung der Diskopathie
- wenn Bewegung der Hinterhand noch pen schlenkernd ist
- auch bei HWS-Diskopathie
- Besserung durch Bewegung
- Verschlimmerung durch Nässe und Kälte

HWS

Bryonia D4

- besonders bei Diskopathien im HWS-Ber
- wenn Nux vomica nur zögernd wirkt
- jede Bewegung verschlimmert

Cimicifuga D4

- Muskulatur der HWS hart und steif
- plötzlich einsetzende Schmerzen
- unruhig, läuft ständig umher

Colocynthis D4

- hohe Schmerzhaftigkeit
- HWS wird gekrümmt gehalten
- Muskulatur hart, verkrampft, erscheint verdickt

Lachnanthes D3

- hartnäckige Schmerzen der Halswirbelsäule
- hält Kopf sehr steif
- Schmerzen beim Kopfsenken (zum Futternapf)

- Muskulatur der HWS hart, verkrampft
- Spondylosen

Distorsion

Arnica montana D3 (D4, D30)
- akute, frische Distorsion
- mit Hämatom oder Ödem
- Lahmheit, Schmerz
- berührungs- und schmerzempfindlich
- Besserung in Ruhe
- Verschlimmerung durch Berührung und Bewegung
- Anfangsmittel

Bryonia D4 (D6, D30)
- akute Distorsion mit hoher Schmerzhaftigkeit
- jede Bewegung verschlimmert, ist äußerst schmerzhaft
- Gelenke geschwollen
- liegt auf der kranken Seite

Kalium bichromicum D4 (D6, C30) besonders beim Pferd
- mehr subakute Distorsion
- Gelenke oder Gelenksäcke, Sehnenscheiden dick
- Sekret dickl., fadenziehend
- subakute Tendovaginitis, Bursitis nach Distorsion
- Steifigkeit der Gelenke

Rhus toxicodendron D30 (D6, C30)
- »Bändermittel«
- Besserung durch Bewegung, nach den ersten Schritten
- Verschlimmerung durch Ruhe, Liegen
- Verschlimmerung durch Überanstrengung
- Verschlimmerung durch Kälte und Nässe
- verbessert Festigkeit der Bänder, Sehnen und Gelenke

Ruta graveolens D4
- Distorsion mit Verletzung von *Periost*, Knorpel, Band- und Sehnenansatz

- Folge von Quetschung, Schlag, Sturz
- hohe Schmerzhaftigkeit
- Besserung bei Bewegung, daher große Unruhe
- Besserung durch Wärme
- Verschlimmerung durch Kälte und Nässe
- Kombination mit Rhus tox. bewährt

Silicea D6, D12
- Bindegewebsmittel
- Nachbehandlung einer Distorsion bei allgemeiner Bänderschwäche

Calcium fluoratum D6
- allgemeine Bänderschwäche
- starkes Durchtreten
- lose Gelenke
- Tiere sehr lebhaft, stürmisch, schwer zu halten

Drüsen s. Lymphadenitis, Schilddrüsenerkrankungen, Mastitis, Parotitis

Aconitum D4 (Mittel der ersten Stunde)
Lachesis D8 (sept. Verlauf)
Phytolacca D3 (Lnn. Schwellung, Drüsenschwellung)
Hepar sulfuris D8 (Abkapselung bzw. Abszedierung)
Calcium fluoratum D4 (verhärtete Drüsen)

Druse

Ailanthus glandulosa D2, Lachesis D8

Durchblutungsstörungen

Gingko biloba D2, Aesculus D3

Durst, Durstlosigkeit

Durst: **Bryonia D4** (große Mengen kaltes Wasser) **Phosphor D8 (D30), Arsenicum album D6 (D12)** (häufig, aber kleine Mengen), **Jodum D12, (Natrium muriaticum, Sulfur, Veratrum album)**

Durstlosigkeit: **Pulsatilla D4, Apis D4**

Eierstock s. Ovarien, Ovarialzysten

Eifersucht

Hyoscyamus D30 (D200), Platinum D30, (Murex purpurea), Lachesis D200

Eiterung

Hepar sulfuris D8 (D30)
- akute eitrige Infektion
- hohe Schmerzhaftigkeit und Berührungsempfindlichkeit
- Fieber
- eitriges Sekret riecht nach altem Käse
- fördert Abkapselung oder auch Resorption
- muß innerhalb von Stunden bis max. 2 Tagen wirken

Myristica sebifera D3
- im Verlauf nicht so akut wie Hepar sulfuris
- fördert und beschleunigt die Resorption des eitrigen Sekretes
- Schmerzhaftigkeit nur wenig ausgeprägt

Silicea D6, D12
- zur besseren Ausheilung von infizierten Wundhöhlen und Abszessen
- infizierte Wunden mit schlechter Heiltendenz, wenn eitrige Phase vorüber ist

Calcium sulfuricum D4
- hartnäckige Eiterung und Fistelbildung z. B. nach Bißverletzungen

Calcium fluoratum D4
- schlecht ausheilende Wunden, die immer wieder zu eitriger Sekretion neigen
- hartnäckige Furunkel und kleine Hautabszesse
- wenn Silicea nicht den gewünschten Effekt zeigt

Eklampsie (zusätzlich)

Calcium phosphoricum D8, China D6, Ferrum phosphoricum D6

Ekzeme

Sulfur D6 (D12, D30)

- Reaktionsmittel bei vielen Hautkrankheiten
- zum schnelleren Abbau allopathischer Mittel (Cortison und Antibiotika s. auch Nux vomica)
- Tiere haben starken Eigengeruch
- wirkt auf Leberstoffwechsel
- Ekzem trocken, aber auch feucht
- Juckreiz, Brennen (Haut warm)
- Haut fettig, schmutzig gerötet, schuppig
- Körperöffnungen gerötet
- meiden Wärme, suchen Kälte
- Kot erst fest, dann dünn
- Unterwolle geht beim Fellwechsel schlecht aus

Natrium muriaticum D6 (D30)

- hartnäckige Ekzeme mit Juckreiz
- Innenschenkel, – Innenachsel
- aggressiv gegen Artgenossen
- läßt sich nicht gerne streicheln
  außer: bei Juckreiz Rücken reiben
- beim Hund: Ekzeme nach ausschl. Fütterung von Dosenfutter oder Trockenfutter
- Tier eher schlank oder mager

Silicea D6 (D12, D30)

- Ekzeme nach kleinen Verletzungen, die schlecht ausheilen
- Tiere bindegewebsschwach, ängstlich, nachgiebig

Arsenicum album D6 (D12, D30)

- Ekzem mit bzw. durch Leber-Nierenstörung

- meist ältere Tiere
- Juckreiz, Brennen
- Fell stumpf, fettig, schuppig, filzig
- Geruch faulig
- Durst auf kleine Mengen
- Besserung durch Wärme

Petroleum D6
- Ekzeme an Zwischenballenhaut, Nasenspiegel, Ohrrand
- Haut verdickt, trocken, rissig
- blutige Schrunden
- nässende Ekzeme am Übergang Haut–Schleimhaut
- Haut schmerzempfindlich, neigt zu Eiterungen
- Verschlimmerung in der Kälte und im Winter

Graphites D6 (D12)
- dickliche, gutmütige, gefräßige Tiere
- trockene, juckende Ekzeme mit Pigmenteinlagerung
- Haut verdickt
- wulstige und schrundige Hautfalten, besonders an Innenachseln und -schenkeln
- typisches honigartiges, gelbliches, übelriechendes Sekret
- Verstopfungsneigung

Psorinum D30
- hartnäckige, stark juckende Ekzeme
- Verschlimmerung im Winter
- teilweise nässend, mit stinkendem Sekret
- Tiere suchen die Wärme

Aristolochia clematitis D15
- meist weibliche Tiere
- Ekzeme infolge Hormonstörung

Mezereum D4
- Ekzeme mit Rötung, Bläschenbildung, werden nässend, mit Krusten bedeckt
- starker Juckreiz

Rhus toxicodendron D6 (D30)
- kleine, stark juckende Rötungen der Haut
- Bläschen, können nässend werden
- Verschlimmerung durch Nässe
- Tiere sehr unruhig

Mercurius solubilis D6 (D8, D12)
- nässende, großflächige, stark gerötete Ekzeme z. B. Leckekzem
- beginnende Ulzera

Cantharis D4
- Juckreiz, Rötung, Brennen der Haut
- berührungs- und schmerzempfindlich
- unleidlich
- Erytheme, Pusteln, Papeln, Bläschen

Calcium carbonicum D12 (D30)
- Welpenekzem
- am Unterbauch, Innenschenkel
- sog. »Milchschorf«
- erythematöses, pustulöses Ekzem nach Unverträglichkeit von Milch

Calcium fluoratum D4
- starker Juckreiz
- kleinste Verletzungen neigen zu Eiterung
- Eiter übelriechend, wundmachend
- schlechte Heiltendenz

Cardiospermum D3
- Sommerekzem der Ponys

- Flohekzem der Hunde
- am besten vorbeugende Verabreichung 1–2mal täglich ab März

Urtica urens D4
- allergische Ursache des Ekzems
- nesselartiges, juckendes Ekzem
- Erytheme, Pusteln, Papeln
- Juckreiz
- Verschlimmerung in Wärme, nach Anstrengung

Thuja D6 (D15, D30)
- Tiere meist gutmütig, unauffällig, einfach zu halten
- aufgeschwemmt dick – aber auch mager
- Tiere überwiegend dunkelhaarig
- neigen zu Warzen
- hartnäckige Ekzeme mit Haarausfall und Verhornung bes. Körperöffnungen und Gliedmaßenenden
- Verschlimmerung durch Kälte und Nässe

Staphisagria
- schorfig, feuchte Ekzeme
- Exsudat bildet neue Bläschen
- ständige Unruhe und Juckreiz
- Tiere äußerst nervös, unruhig, schmerzempfindlich, »Hysteriemittel«

schuppig-fettig: **Sulfur, Natrium muriaticum, Graphites, Causticum, Thuja**

Haarbruch: zw. Schulterblatt: **Sulfur, Lycopodium**
lumbal: **Lycopodium, Berberis**

nässend: **Hepar sulfuris, Mercurius, Mezereum, Rhus toxicodendron, Cantharis, Psorinum, Sulfur**

Leckekzem: **Hepar sulfuris, Mercurius, Sulfur**

Lefzenekzem: äußerl. **Calendula extern** unverdünnt oder 20 Tropfen auf 1 Eßlöffel Wasser, **Mercurius solubilis, Mercurius corrosivus, Kreosotum**

Sommerekzem b. Ponys: **Cardiospermum D3** ab März

in Gelenkbeugen: **Natrium muriaticum, Causticum, Graphites**

Unterbauch Welpen: **Calcium carbonicum, Apis, Calcium fluoratum**

Welpenekzem: **Calcium carbonicum, Apis, Calcium fluoratum**

Furunkel: **Sulfur, Hepar sulfuris, Myristica, Arsenicum album**

Juckreizmittel: **Urtica urens, Rhus toxicodendron, Apis, Mezereum, Cantharis**

Endometritis

Pulsatilla pratensis D4

- Sekret reichlich, dicklich, gelblich-grünlich, mild
- ängstlich, aufmerksam, sanft, umgänglich
- Neigung zu Kolik oder Blähung nach Futteraufnahme
- Brunst wenig ausgeprägt, verlängert

Sabina D3 (D6)

- bewirkt Blutfülle im Beckenraum
- wirkt kontrahierend auf die Uterusmuskulatur
- Retentio und Endometritis nach der Geburt
- fördert Abgang von eitrigem Sekret bzw. abgestoßenem Gewebe aus dem Uterus
- läßt sich gut mit **Lachesis** (u. **Pyrogenium**) kombinieren

Sepia D6 (D12)

- Tiere schon älter
- Haut schlaff, bildet Falten, Bänder schlaff
- alles hängt, alles ausgeleiert
- stumpfsinnig, Fell filzig, struppig
- Fluor übelriechend, scharf, ätzend, gelbgrün
- reguliert chronische Endometritis

Pyrogenium
- Unruhe, Fieber, Zittern
- hohes Fieber mit langsamem Puls oder mäßiges Fieber mit schnellem Puls
- *Sekret* übelriechend, aashaft *stinkend*
- bei Fieber D15, sonst D8

Aristolochia D12 (D15)
- Steigerung der Phagozytose
- Regulierung der Ovarialfunktionen
- intensiv heilende Wirkung auf die weiblichen Genitale (Schleimhaut von Uterus und Vagina)

Belladonna D4 (D30)
- akute Infektion mit Fieber und Schwitzen
  s. Anfangsmittel, Fiebermittel

Lachesis D8
- Endometritis mit septischem Verlauf
- läßt sich gut mit **Sabina** kombinieren
- s. Anfangsmittel, Fiebermittel

Echinacea D2
- Steigerung der Abwehrkräfte
- Kombination mit Lachesis oder Pyrogenium

Enteritis s. Diarrhöe

Entwicklungsstörungen/Wachstumsstörungen

Calcium carbonicum D12 (D30), Calcium phosphoricum D8, Calcium fluoratum D6 (D8), Silicea D12 (D30), Magnesium phosphoricum D8, Magnesium carbonicum D6 (D8)

Entzündungen s. entsprechende Organe, Anfangsmittel, Infektionsmittel

Enuresis s. Harnträufeln

Epilepsie

Belladonna D4 (D30), Cuprum aceticum D30, Oenanthe D30, Zincum metallicum D8 (D4), Sulfur D30, Bufo D8, Cocculus D6, Silicea D30, Cicuta virosa D4, Hyoscyamus D30

Epuliden

Calcium fluoratum D6, Thuja D6 (D15)

Erbrechen

Ipecacuanha D6
- Gastritis, empfindlicher Magen
- Erbrechen von unverdautem Futter
- Erbrechen von weißem Schaum
- Vagusreizung

Nux vomica D6
- Erbrechen bei Obstipation u. Futterabusus
- Erbrechen nach allopathischen Medikamenten

Bryonia D4
- Erbrechen von Galle am Morgen
- großer Durst
- trockene Gingiven

Cocculus D6
- Erbrechen beim Autofahren
- starkes Speicheln
- Absetzen von Kot und Harn im Auto

Pulsatilla pratensis D4
- Erbrechen nach Aufnahme von viel und kaltem Futter und Wasser
- Magenüberladung

Aethusa D3 (D30)
- Pylorospasmus bei ganz jungen Tieren

- Erbrechen kurz nach Futteraufnahme
- Erbrechen nach Aufnahme von Milch
- nach dem Erbrechen sofort wieder Hunger
- Verschlimmerung im Sommer

Magnesium phosphoricum D8
- Erbrechen und hartnäckige Durchfälle bei Jungtieren
- kolikartige Schmerzen

Phosphorus D8 (D30)
- Erbrechen von Schleim bei sehr lebhaften und sensiblen, nervösen Tieren
- Erbrechen kurz nach Futteraufnahme

Erschöpfung

Acidum phosphoricum D6, Phosphorus D8 (D30), Arnica D4 (D30) (Unfall, Geburt)

Eugenische Kur bei Zuchthündinnen

Sulfur D200, nach 14 Tagen Konstitutionsmittel der Hündin in **D30** oder: **Sulfur D200,** 2mal im Abstand von 4 Wochen

Euterödem

Apis D4, Serum anguillae D8

Exostosen

Calcium fluoratum D6 (D8), Hekla Lava D8, Symphytum D1 (D2)

Facialislähmung

Causticum D12 (D30), Hypericum D6

Fahrkrankheit

Cocculus D6

- Speicheln
- Erbrechen
- Harn- und Kotabsatz
- Tier bewegt sich möglichst nicht während der Fahrt, drückt sich fest an Besitzer
- Tier schlapp, man sieht ihm Übelkeit an
- erholt sich nach der Fahrt langsam

Nux vomica D6 (D30)

- sehr unruhig
- springen im Auto umher oder stehen und hecheln

Petroleum D8

- Übelkeit, Schwindel, Erbrechen
- Besserung durch Futteraufnahme
- Tiere vertragen Fahrt besser, wenn sie nicht ganz nüchtern sind

Tabacum D6

- Symptome ähnlich wie bei **Cocculus**
- Zustand bessert sich an frischer Luft sofort

Feline infektiöse Peritonitis (versuchsweise)

Lycopodium D6, Flor de Piedra D4, Bryonia D4, Ferrum phosphoricum D8, China D6

Fellstörungen/Fellwechselstörungen

Sulfur D12 (D30)

- Tiere riechen stark
- Unterwolle löst sich nicht
- Haare fettig, filzig, pappig

- Haut eher trocken, schuppig
- Juckreiz, Unruhe
- Hunde sind lieber im Freien
- Fellwechsel dauert zu lange
- Verschlimmerung beim Hund durch Fütterung von Essensresten und Knochen

Natrium muriaticum D6 (D30)
- Fell stumpf, glanzlos, struppig, schuppig
- bei Hund und Katze nach ausschließlicher Fütterung von Dosenfutter oder Trockenfutter
- aggressiv gegen Artgenossen
- will von Fremden nicht angefaßt werden

Lycopodium D6 (D30)
- infolge einer Leber- oder Nierenstörung, Harnkontrolle!!
- Schnäuber, fressen schlecht, nur das Beste, wollen jeden Tag etwas anderes
- launisch
- Haarbruch zwischen Schultern oder auch Rücken
- Kot häufig gelblich
- Haut- und Fellveränderungen wenig charakteristisch

Ferkelruß

Chelidonium D4, Sulfur D6

Fertilitätsstörungen

Pulsatilla D4
- ängstlich, aufmerksam, sanft, umgänglich
- bindegewebsschwach
- Vaginitis, Endometritis
- subklinische Mastitiden
- Brunst wenig ausgeprägt
- Brunst verlängert
- verzögerte oder fehlende Ovulation

Aristolochia clematitis D15
- starke Anregung der Ovarialfunktion
- Regulierung der Läufigkeit zusammen mit **Pulsatilla**
- fördert die Follikelreifung

Calcium carbonicum Hahnemanni D12
- wenig ausgeprägte Brust
- nehmen schlecht auf
- problemlos im Umgang
- Leistung nicht sehr hoch
- großrahmig, großer Kopf mit weit ausladendem Horn
- Hängebauch, starke Behaarung

Calcium phosphoricum D8
- Körperbau feingliedriger als bei Calcium carbonicum
- zeigen deutl. Brunstsymptome
- unruhig, nervös
- neigen zu Indigestionen bei Futterumstellung und Fütterungsfehlern
- geräusch- und berührungsempfindlich

Sepia D6
- Uterus schlaff, atonisch
- Euter schlaff, Bänder schlaff
- Follikelatresie

Apis (D30)
- Fertilitätsstörungen infolge Ovarialzysten s. dort

Fettleibigkeit s. Adipositas

Fiebermittel

Aconitum napellus D4 (D30 i. v.)
- Folge von Zugluft, kaltem Wind
- perakuter Krankheitsverlauf
- Fieber über 41 °C, innerhalb von Stunden
- unruhig, ängstlich, schreckhaft

- Krankheitsprozeß noch nicht manifestiert
- trockene, heiße Haut
- Schleimhäute rot, Herz klopfend
- großer Durst

Belladonna D4
- Folge von Hitze, Anstrengung, Schwitzen, Zugluft
- akute, fieberhafte Infektion
- Schleimhäute dunkelrot
- überempfindlich gegen Sinnesreize, aber auch apathisch, »wie benommen«
- Tiere schwitzen stark
- Krankheitsprozeß lokalisiert (Lunge, Nabel, Gelenk usw.)
- Verschlimmerung abends und nachts

Lachesis D8
- akuter Krankheitsverlauf mit starker Allgemeinstörung (Apathie, Inappetenz)
- hohes Fieber
- septikämischer Verlauf
- Schleimhäute blaß oder zyanotisch
- Herz-Kreislaufstörung
- berührungsempfindlich
- Verschlimmerung morgens
- b. Rind: Nachlassen der Milchleistung *vor* Auftreten der Krankheitssymptome
- beim Kleintier: Lymphadenitis und Tonsillitis links stärker als rechts
- Katze: Vorfall des 3. Augenlides, läßt sich nicht gern im Nacken anfassen
  Sekret bei Rhinitis ist (noch) wäßrig

Ferrum phosphoricum D8
- rezidivierende Infektionen eher schwächlicher Tiere
- Wechsel zwischen rot und blaß

- Fieber nicht so hoch, aber hartnäckig oder rezidivierend
- allgemeine Abwehrschwäche
- besonders bei schlanken, lebhaften Jungtieren, die zu rezidiven Infektionen der Atemwege neigen
- Bronchitis, Tracheitis, Laryngitis, Rhinitis
- beim Kleintier: Abneigung gegen Fleisch

Pyrogenium
- septisch verlaufende Infektion
- aashaft *übelriechende* Absonderungen (Pyrogenium »riecht« man!)
- Unruhe, Fieber, Zittern
- hohes Fieber mit langsamem Puls oder mäßiges Fieber mit schnellem Puls
- Wärme bessert
- Potenz: D15 bei Infektion mit Allgemeinstörung
  D6, D8 bei Infektionen ohne Allgemeinstörungen

Bryonia alba D4
- akute, fieberhafte Entzündung seröser Häute (Pleura, Peritoneum, Gelenke) mit großer Schmerzhaftigkeit
- meiden jede Bewegung
- großer Durst auf große Mengen
- Kombination mit Phosphorus, Belladonna, oder auch Ammonium jodatum bewährt

Fisteln

Asa foetida D4, Hepar sulfuris D8, Myristica sebifera D3, Silicea D6 (D12, D30), Calcium sulfuricum D4

Fluor-Genitale

Pulsatilla D4 (ungedeckte Kalbinnen), Hündinnen vor der ersten Läufigkeit, **Sepia D8, Aristolochia D15, Calcium carbonicum D12** (bei verspätetem Brunstbeginn)

Fohlenlähme

Belladonna D4, Bryonia D4, Calcium carbonicum D30
(vorbeugend)

Folgeerkrankungen

(von Infektionskrankheiten, Vergiftungen usw.)

Berberis vulgaris D4

- Nierenstörung als Folge einer Erkrankung mit
- wechselndem Allgemeinbefinden
- wechselndem Durst
- wechselndem Harnbefund

  2 Wochen 2mal täglich 1 Dosis

Lycopodium D6 (D30)

- Leber-Nierenstörung nach einer Erkrankung
- Schnäuber, ernähren sich gern einseitig
- Neigung zu Blähungen
- Unverträglichkeit von Fett
- Harn: tubuläre Epithelien, Kristalle, Bilirubin erhöht, pH und Eiweiß können erhöht (mehr Niere) aber auch physiologisch (mehr Leberstörung) sein

Arsenicum album D12 (D30)

- Leber-Nierenstörung nach einer Erkrankung
- Tiere durch Erkrankung deutlich gealtert, geschwächt, lustlos
- Haut und Haare fettig, schuppig, glanzlos, riecht nach Aas
- faulig riechende Durchfälle (z. B. nach Vergiftungen)
- Harn: Eiweiß, pH erhöht, Zylinder, tubuläre Epithelien
- sucht die Wärme
- trinkt häufig kleine Mengen

China D6

- Folge von Säfteverlust (Durchfall, Erbrechen, Fruchtwasser, hohe Milchleistung) mit

- Schwäche
- Abmagerung, Anämie
- rezidivierendem Fieber
- rezidivierendem Durchfall und Kolik (nach Kokzidienbefall)

Crataegus D1
- Herz-Kreislaufstörung nach einer Erkrankung
- deutliches Nachlassen der Leistung
- müde, schlapp, schläft viel
- zeitweise nächtliche Unruhe
- Herz: Geräusche 1., 2. oder 3. Grades, schlimmer nach Anstrengung
- Fehlen anderer Krankheitsursachen

Calcium carbonicum Hahnemanni D30 (D12)
- s. auch Konstitutionstypen
- Entwicklungsstörung im Knochenbau nach Erkrankung bei Jungtieren
- Steigerung der Abwehrkräfte bei äußerlich eher kräftigen, gefräßigen Tieren, die zu Infektionen und Durchfällen neigen

Calcium phosphoricum D8
- s. auch Konstitutionstypen
- Störungen im Knochenwachstum nach Erkrankungen bei Jungtieren
- Steigerung der Abwehrkräfte
- bei eher schlanken, hochbeinigen Tieren, die zu Infektionen neigen bzw. sich nicht erholen wollen

Silicea D12 (D30)
- s. auch Konstitutionstypen
- Störungen im Wachstum mit Bänderschwäche nach Erkrankungen bei eher schwächlichen, ängstlichen Tieren
- bei Hunden: Pfoten kalt und feucht, neigen zu Infektionen und Hauterkrankungen

Sulfur D30

- Folge von Medikamenten mit Hautveränderungen, Haarausfall, Ekzem
- Verdauungsstörungen
- Ausscheidung durch die Leber gestört
- Zwischenmittel beim Wechsel von allopathischer auf homöopathische Therapie, besonders nach Antibiotikagaben

Nux vomica D30

- Folge von Medikamenten mit Erbrechen, Durchfall, Blähungen
- Zwischenmittel beim Wechsel von allopathischer auf homöopathische Therapie (bes. nach Phenylbutazonen usw. und Cortisonen) (nach Dorcsi auch Phosphorus D200)

Frakturen

Symphytum D1, Calcium carbonicum D12, Calcium phosphoricum D8, Hypericum D4

Fremdkörpererkrankungen des Rindes

Lachesis D8, Ledum D4 (beginnende Peritonitis: **Bryonia D4**)

Fruchtbarkeitsstörungen s. Fertilitätsstörungen

Fruchtwasseraspiration

Ammonium jodatum D4, Camphora Ø = D1

Furunkel, Furunkulose

Hepar sulfuris D8, Myristica D3, Silicea D6 (D12), Sulfur D12 (D30), Calcium sulfuricum D4, Tarantula cubensis D6, Aristolochia D15 (weibliche Tiere), **Mezereum D4**

Futteraufnahme

langsam: **Lycopodium D6 (D30)**
hastig/gierig: **Calcium carbonicum D12**
Antimonium crudum D6

Gastritis

Nux vomica D6, Ipecacuanha D6, Bryonia D4, Argentum nitricum D6, Arsenicum album D6, Phosphorus D8, Carbo vegetabilis D8

Gebärparese (zusätzl. Therapie)

(Flor de Piedra D3), Phosphorus D8 (D30), (nach Wolter für Schwarzbunte Hochleistungskühe nicht geeignet), **Ailanthus glandulosa D1** (nach Wolter)

Geburt

Geburtstrauma
Weicher Geburtsweg:
Arnica D4 (Verletzung, Erschöpfung)
Bellis perennis D3 (hellrote Blutungen)
Hamamelis D3 (Sickerblutungen)
Hypericum D6 (Nervenquetschung)
Knöcherner Geburtsweg:
Symphytum D1 (D2)
Rhus toxicodendron (Distorsion)
Geburtsvorbereitung:
Pulsatilla D4, Caulophyllum D4
Post partal: mangelhafte Rückbildung des Uterus: **Secale cornutum D4**
Puerperium: s. Puerperalstörungen bzw. Retentio

Gehirnerschütterung s. Commotio cerebri

Gerstenkorn

akut/eitrig: **Hepar sulfuris D8 (D30)**
rezidivierend: **Staphisagria D6 (D30)**
subakut, warzenähnlich: **Thuja D6 (D15)**

Geschwüre s. Ulzera

Gingivitis

Mercurius solubilis D8
- intensive Rötung und Aphthen
- Blutungsneigung
- Schmerzhaftigkeit – Speichelfluß
- unangenehmer Geruch aus dem Fang
- Aphthen und Ulzera nach Lecken an ätzenden Stoffen

Mercurius corrosivus D6
- Aphthen und Ulzera tiefer als bei Mercurius solubilis und nekrotisierend
- Mundschleimhaut übelriechend
- schlechte Heiltendenz
- starker Speichelfluß

Borax D3
- Aphthen auf Zunge und Gingiva
- Speicheln
- Futteraufnahme schmerzhaft

Apis mellifica D4
- ödematöse, eher hellrote Schwellung
- sehr schmerzhaft und berührungsempfindlich

Kreosotum
- tiefste Ulzera und Aphthen
- stinkender Geruch aus dem Fang

Glaukom

Phosphorus D8 (D30), Belladonna D4 (D30), Gelsemium D6 (D30)

Gliederzittern

Zincum metallicum D4 (D8) (auch im Schlaf), **Agaricus D6 (D30), Magnesium phosphoricum D8, Kalium phosphoricum D4, Argentum nitricum D6 (D30)**

Grauer Star s. Katarakt

Haarausfall

Sulfur D12 (D30)
- Haarausfall mit Schuppenbildung
- besonders zwischen den Schulterblättern und entlang der Rückenlinie
- Fell glanzlos, fettig, Haut eher trocken
- Körperöffnungen deutlich gerötet
- Fellwechsel verzögert, verlängert
- Haarausfall, Schuppen usw. nach Futterumstellung

Natrium muriaticum D6 (D30)
- Folge von einseitiger Ernährung
- besonders in Gelenkbeugen und Unterbauch
- Fell glanzlos, stumpf, struppig
- aggressiv gegen Artgenossen

Sepia = Sepia officinalis D6 (D30)
- bei älteren, weiblichen Tieren
- Haarausfall nach Geburt
- Haarausfall als hormonelle Ursache, nach Rolligkeit bzw. Läufigkeit

Graphites D8
- fettleibig, gefräßig
- Haut verdickt, schuppig, trocken, rissig
- Sekret schmierig, honigartig

Lycopodium D30
- Leber- und/oder Nierenstörung
- Haarbruch
- frißt nur das Beste
- launisch

Silicea D12 (D30)
- Haarausfall, besonders der Unterwolle
- Tiere ängstlich, schwächlich, kränklich, bindegewebsschwach

Magnesium carbonicum D4 (D6)
- Kälber mit Haarausfall
- im Kopf- und Vordergliedmaßenbereich
- neigen zu Blähungen und Koliken

Thuja D6 (D15)
- mehr dunkelhäutige Tiere mit Neigung zu Warzenbildung
- Haarausfall mit juckenden Pusteln, Schuppen, Dunkelpigmentierung der Haut, besonders im distalen Gliedmaßenbereich, Unterbauch
- Tiere aufgeschwemmt dick, aber auch mager

Causticum Hahnemanni D12
- Verdickung der Haut mit Haarausfall an Innenachsel und Innenschenkel
- Sekret schmierig, riechend
- glatte, verhornte Warzen
- Juckreiz, gekratzte Stellen werden rot und berührungsempfindlich
- Verschlimmerung bei trockenem Wetter

hormonell bedingter Haarausfall:
Aristolochia D15, Pulsatilla D4, Sepia D6 (D30), Apis D4, D30

Haarbruch

Sulfur D12 (D30)
- Haarbruch zwischen Schulterblättern
- Tiere riechen stark
- Unterwolle geht schlecht aus
- Haare fettig/filzig
- Haut eher trocken, schuppig
- lieben Pfützen und Schmutz
- nach Futterwechsel mit viel Trockenfutter, nach Medikamenten, »Stoffwechselschwäche«

Lycopodium D6 (D12, D30)
- infolge Leberstörung und/oder Nierenstörung
- Haarbruch meist zwischen den Schulterblättern
- Schnäuber, ernähren sich gern einseitig

Natrium muriaticum D6 (D30)
- infolge einseitiger Ernährung, bes. Dosenfutter
- Haarbruch entlang der Rückenlinie zusammen mit struppig-fettigem Fell und Haarausfall
- aggressiv gegen Artgenossen
- läßt sich nicht gerne anfassen

Hämatom
Arnica D4, Hamamelis D3
Augapfel: **Symphytum D1 (D2)**

Harnträufeln der Hündin nach Sterilisation
Cantharis D4, Sepia D8 (D30)

Harngrieß, -steine
Cantharis D4, Lycopodium D6 (D30), Berberis D4, Sabal serrulatum D3, Magnesium carbonicum D4 (D8), Terebinthina D6

Harnverhalten
Sabal serrulatum D3, Berberis D4,
nach der Geburt: **Aristolochia D15, Helonias dioica D1**

Haut
s. Ekzem, Haarausfall, Hyperkeratose usw.

Heimweh
Ignatia D30

Hepatitis/Hepatopathien

Flor de Piedra D3 (D4)

- Verlangsamung aller Lebensvorgänge und Reaktionen:
  langsame Bewegungen, matt, träge,
  langsame Futteraufnahme,
  langsame Flüssigkeitsaufnahme
- Durst (große, lange Schlucke)
- zusätzliche tierartliche Besonderheiten:
  Kuh: Azetonämie (Flor de Piedra D3)
  - Leberschmerzpunkte
  - fester dunkler Kot
  - Ikterus möglich

  Schwein:
  - matt, taumelig
  - Kot hell, grau-gelb, Diarrhöe
  - erst Lähmung der Hinterhand, dann auch vorne

  Ferkel:
  - Diarrhöe mit Exsikkose
  - hemmungsloses Saufen von Jauche
  - infektiöse Hepatitis

  Pferd:
  - Symptome erinnern an Dummkoller
  - plötzliche heftige Abwehrreaktionen
  - Futteraufnahme wechselnd
  - kurze Kolikanfälle
  - etwas gestreckter Gang, Hinterbeine ruckartig angezogen, ohne Ataxie
  - Schleimhäute ikterisch
  - Wetterwechsel verschlimmert

  Hund:
  - akute und chronische Hepatopathien
  - wegen guter Wirkung bei beginnender Urämie besonders geeignet zur zusätzlichen Therapie von Vergiftungen mit entsprechender Organschädigung

- Kot gelblich braun
- Leberschmerzpunkte
- wechselnder Appetit
- Ikterus möglich

Katze:

- zusammen mit **Lycopodium** versuchsweise bei chronisch verlaufender FIP

Chelidonium D4

- unruhig, zeitweise kolikartige Schmerzen
- Kot gelblich/Erbrechen gelb
- trinken warmes bzw. heißes Wasser!
- berührungsempfindlich
- wenn bei Azetonämie die Verlangsamung der Lebensvorgänge und damit ein Flor de Piedra-Bild nicht vorliegt
- Urin dunkel

Lycopodium D6 (D12, D30)

- Leber- und Nierenmittel
- Kot gelblich braun bis grünlich
- ängstlich, müde, lustlos, apathisch, launisch
- Urin auffallend dunkel, bräunlich
- Schnäuber, ernähren sich einseitig

Nux vomica D6

- Leberstörung nach Futterabusus, Futterwechsel, Aufnahme von nicht artgerechtem Futter
- Leberstörung mit Blähungen und Schmerzen (aufgekrümmter Rücken), nach Vergiftungen
- **Nux vomica**-Bild s. Verdauungsstörungen

Phosphorus D8 (D30)

- *akute Hepatitis der Pferde*
- Kot weißlich
- Gelbsucht
- Leberschmerzpunkte reagieren auf Druck

- Leber palpierbar
- Leber neigt zu Vergrößerung, Verfettung, Zirrhose
- Rind: Hepatopathie infolge zu hoch einsetzender Milchleistung nach der Geburt
  beginnende Azetonämie bei Phosphor-Tieren
  s. Konstitutionsmittel, Lebervergrößerung palpierbar
  liegen fast nur auf der rechten Seite

Carduus marianus D3 (D4)
- mild wirkendes Lebermittel
- Abdomen gebläht
- Kot hart, sehr dunkel
- bei verschleppten Hepatopathien und als Drainagemittel

Herzmittel
(in alphabetischer Reihenfolge)

Acidum hydrocyanicum D4
- akutes Herzkreislaufversagen
- mit Zyanose und Atemnot
- Pupillen weit
- unwillkürlicher Stuhl- und Harnabgang
- Puls klein und weich
- u. a. beim Schwein und Hund bewährt: Herz-Kreislaufversagen im Sommer, nach Geburten usw. mit entsprechendem Bild

Apocynum D2
- akutes Herz-Kreislaufversagen
- cardiale und renale Ödeme
- mit stark diuretischer Wirkung
- beim akuten Lungenödem der Hunde

Cactus D4
- Herzschwäche durch fieberhafte Infektionen
- stark klopfende Herztöne

– Puls schlecht fühlbar
– beim Tier wenig charakteristische Symptome
– als Ergänzung zu Crataegus bewährt

Convallaria D3
– Herztöne arrhythmisch
– Herztöne setzen aus (als ob das Herz aufhöre zu schlagen und plötzlich wieder einsetze)
– Puls unregelmäßig, flatternd
– bei großer Hitze plötzlich akute Beschwerden mit Atemnot, Schwanken, beginnendem Ascites
– nehmen Kopf hoch
– im Liegen schlechter

Crataegus D1
– »Pflegemittel des Herzens«
– deutliches Nachlassen der Leistung
– müde, schlapp, schläft viel
– zeitweise nächtliche Unruhe
– Herz: Geräusche 1., 2. oder 3. Grades
– Herzhusten
– schlimmer nach Anstrengung
– Fehlen anderer Krankheitsursachen

Digitalis D3
– Bradycardie mit langsamem Puls
– Ödemneigung
– deutliche Venenzeichnung
– kalte Extremitäten
– können nicht auf der Seite liegen

Kalium carbonicum D4
– Herz-Nierenmittel
– Herzinsuffizienz mit Ödemneigung
– Herz-Nierenstörung bei fettleibigen, älteren Tieren (dicker Corpus – dünne Beine) mit Lungenödem und beginnendem Ascites
– gute Kombination mit **Crataegus** und **Cactus**

Kalmia

- Herzerkrankung und Gelenkschmerzen
- stehen schwer auf, gehen steif
- Puls schwach, beschleunigt oder aussetzend und verlangsamt

Laurocerasus D1 (D3)

- Herzgeräusche mit Insuffizienz (Mitralis, Tricuspidalis)
- beginnendes Lungenödem, Lungenemphysem (Pferd, Hund)
- Apathie, Schwäche
- Reizhusten, Atemnot
- Unruhe nachts
- *wenig* Bewegung bessert
- Schleimhäute zyanotisch
- Puls schwach
- bei Streß plötzliche Aggressivität möglich
- plötzliche Unruhe infolge kolikartiger Schmerzen, Harndrang oder Schmerzen im Bewegungsapparat
- Körpertemperatur niedrig
- meiden Sonneneinstrahlung

Spigelia D4

- heftiges, frequentes Herzklopfen
- Klappeninsuffizienz und Endocarditis
- Verschlimmerung bei kaltem, feuchtem Wetter
- beim Tier meist ergänzend zu **Crataegus** u. a. angewandt

Strophanthus D4

- Herzschwäche besonders nach Rindergrippe
- Pulsieren im ganzen Körper
- bei Dekompensation

Veratrum album D4

- Kreislaufkollaps
- Kreislaufschwäche bei Wetterwechsel

- Kälte
- Schleimhäute *blaß* – zyanotisch
- Herz und Puls schwach
- auch als Ergänzungsmittel zu **Crataegus** angewandt

Altersherz

Crataegus D1, Cactus D4, Kalium carbonicum D4, Aurum D4, Viscum album D4

Bradykardie

Digitalis D3

Herzarrhythmie

Aconitum napellus D30
- akute Arrhythmie
- Folge von Schreck und Angst
- Herz klopfend

Aurum D4 (D6)
- Arrhythmien mit Angst
- Schleimhäute im Kopfbereich rot
- Herz klopfend
- Atemnot bei Bewegung
- Tiere eher gedrungen, fettleibig, launisch, unberechenbar

Convallaria D3
- Arrhythmien mit weichem schwachem aussetzendem Puls
- Herzklopfen und Flattern
- akute Arrhythmien und Kreislaufinsuffizienz bei Sommerhitze
- Arrhythmie mit beginnendem Ascites

Herzfehler

Glonoinum D3 (D6) (nach Wolter)
- Zirkulationsstörungen der vorderen Körperhälfte

- durch Überanstrengung, oder als Folge einer Infektionskrankheit
- manifester Herzfehler, Perkussionsfeld vergrößert
- große Erregung bei der geringsten Beanspruchung infolge O_2-Mangel
- Pferde bleiben plötzlich stehen oder stürmen kopflos davon
- Kopf und Hals werden nach links gebeugt
- schlimmer durch Sonnenwärme und Wärme im Stall
- lassen den Sattelgurt nicht anziehen wegen stenokardischer Schmerzen zwischen den Schulterblättern
- Puls wie ein langgezogener, dicker Faden
- Dosierung: D3 oder D6, evtl. auch D15 jeweils für einige Tage

Herzgeräusche

Crataegus D1, Cactus D4, Veratrum album D4, Kalium carbonicum D4, Laurocerasus D1, D3

Herzinsuffizienz

Strophanthus D4

- Herzschwäche besonders nach Rindergrippe
- Pulsieren im ganzen Körper
- Puls wechselnd schnell und langsam
- Tachykardie

Laurocerasus D1 (D3)

- Zyanose, pulmonale Insuffizienz
- Apathie, Schwäche
- plötzliche Unruhe, infolge kolikartiger Schmerzen, Harndrang oder Schmerzen im Bewegungsapparat
- Herzhusten
- Atembeschwerden
- Schleimhäute zyanotisch
- Körpertemperatur niedrig

Cactus D4, Crataegus D1, Digitalis D3, Convallaria D3, Kalium carbonicum D4, Kalmia D3, Veratrum album D4, Herzinsuffizienz bei Hochleistungstieren: nach Wolter; plötzlich auftretende paradoxe Reaktionen (stehenbleiben oder davonstürmen), schlimmer im Stall und bei Sonnenbestrahlung:
Glonoinum D3–D6 für 3–5 Tage, evtl. Wiederholung im Intervall nach 8 Tagen

Herzklopfen
Digitalis D3, Spigelia D4

Herz-Kreislaufversagen
Acidum hydrocyanicum D4, Apocynum D2, Veratrum album D4

Herzrhythmusstörung
Convallaria D3

Hitzschlag, Sonnenstich
Aconitum D4 (D30), Gelsemium D6 (D30), Belladonna D4 (D30), Hypericum D6, Veratrum D4

Hodenekzem s. Ekzem

Hodentumor s. Tumor

Hordeolum
Hepar sulfuris D8

Hufrehe s. Rehe

Hustenmittel
s. auch Bronchitis
akut:
Dosera D3, Cuprum aceticum D6, Ipecacuanha D6,

Tartarus emeticus D4, Bryonia D4, Kalium jodatum D4, Sulfur D6
Aconitum D4, Belladonna D4, Lachesis D8 siehe Anfangsmittel, Fiebermittel
subakut, chronisch:
Kalium jodatum D3, Spongia D6 (D30), Stannum D4 (D8), Sticta pulmonaria D3, Hyoscyamus D6 (D30), Antimonium arsenicosum, Arsenum jodatum

HWS
siehe Diskopathie

Hyperkeratosen
Graphites D8, Causticum D12, Thuja D6 (D15, D30), Sepia D30, Antimonium crudum D4

Hypermenorrhöe
Apis D4, Pulsatilla D4, Aristolochia D12

Hypersexualität
Hyoscyamus D30, Bufo D8

Hyperthyreose, Hypothyreose s. Schilddrüse

Hysterie
Asa foetida D4, Ignatia D30, Hyoscyamus D30 (D200)

Ikterus

Flor de Piedra D3 (D4), Chelidonium D4, Natrium sulfuricum D4, Taraxacum D2 (D3), Mercurius solubilis D8, Carduus marianus D3 (D4), Bryonia D4

Ileus, spastischer

Nux vomica D6, Colocynthis D4

Impfreaktionen

Thuja D30, Silicea D30 (D200)

Impotenz

Acidum phosphoricum D30 (D6), Agnus castus D3, Bufo D8, Damiana D2

Incontinentia urinae – bei jungen Hunden

Phosphorus D30, Petroselinum D200

– bei kastrierten Hündinnen:
Cantharis D4, Sepia D8 (D30)

Indigestion beim Rind

Futterabusus, Futterwechsel, Unverträglichkeit von Futter, Aufnahme verdorbener Futtermittel:

Nux vomica D6 (D30)

- Berührungsempfindlichkeit, Übererregbarkeit
- aufgekrümmter Rücken, Bauchdecke gespannt
- Kotdrang, abgestellter Schwanz
- Wiederkauakt gestört oder fehlend
- Spasmen in Pansen und Darm, Blähungen, Darmgeräusche
- Kot eingedickt, aber auch Durchfall
- bei Stallhaltung: mangelnde Bewegung

Futter falsch zusammengesetzt über längere Zeit

- Leberstörung

- (Leberschmerzpunkte positiv, evtl. Laboruntersuchung, Bilirubin erhöht)
- **Chelidonium D4** (meist heftige Peristaltik, Wechsel von Durchfall und Verstopfung)
- **Nux vomica D6**

Acetonämie s. dort

Futteraufnahme vermindert oder fehlend bei beginnender Infektion
Nachlassen der Milchleistung *vor* Beginn der Symptome:
Lachesis D8
Pansenatonie/Pansenparese u. Blähungen:
Nux vomica D6
Plumbum aceticum D6
Sistierender Wiederkauakt:
Nux vomica D6, Chelidonium D4
Ignatia D30 (nach Umstellung oder Stallwechsel)

Infektionskrankheiten

s. Anfangsmittel, Fiebermittel
Pyrogenium
- Unruhe, Fieber, Zittern
- aashaft stinkendes Sekret
- hohes Fieber mit langsamem Puls oder mäßiges Fieber mit schnellem Puls
- bei Fieber D15, sonst D8
- zusammen mit **Lachesis** bewährt

Infektneigung

Konstitutionsmittel

Insektenstiche

Apis D4, Ledum D4, Hypericum D6

Juckreiz

s. Ekzeme

Agaricus muscarius

- Zittern und Zucken der Beine, des Kopfes, Ataxien
- Anheben der Beine als wären große Hindernisse zu überwinden
- Verschlimmerung in fremder Umgebung, durch geschlechtliche Erregung
- *Juckreiz ohne Hautveränderung*
- Zittern und Zucken hört im Schlaf auf

Sulfur D12 (D30), Arsenicum album D6 (D30), Natrium muriaticum D6 (D30), Agaricus D30, Rhus toxicodendron D6 (D30), Cantharis D4, Cardiospermum D3, Graphites D8, Mercurius solubilis D8, Pulsatilla D4, Aristolochia D15, Urtica urens D4

hormonell bedingter Juckreiz:

- **Pulsatilla D4 (D30)**
- **Aristolochia D15**
- **Apis D30**

Kälberlähme

Bryonia D4, Belladonna D4, Veratrum album D4, Calcium carbonicum D12 (Prophylaxe und Nachbehandlung)

Kallusbildung s. Frakturen

Kallusbildung, übermäßige

Hekla Lava D8, Calcium carbonicum D12, Calcium phosphoricum D8, Magnesium carbonicum D4 (D8), Magnesium phosphoricum D8, Konstitutionsmittel

Kallusbildung, verzögerte

Symphytum D1 (D2), Calcium fluoratum D6 (D8), Calcium phosphoricum D8, Calcium carbonicum D12

Katarakt

Calcium fluoratum D6 (D8), Magnesium carbonicum D4 (D8), Natrium muriaticum D6 (D12), Silicea D6 (D12), Phosphorus D8 (D30), Causticum D12, Sulfur D6, Waterloo-Kur (aus Zimmermann, A.-M.: Homöotherapie der Augenkrankheiten, Johannes Sonntag Verlagsbuchhandlung, Regensburg, 1981):

Calcium fluoratum D12 17 Tage
Magnesium fluoratum D6 17 Tage
Magnesium fluoratum D12 17 Tage
Magnesium carbonicum D8 4 Wochen

Katzenseuche s. auch Anfangsmittel

Baptisia D4

- plötzlich auftretendes Fieber
- wenn die Erkrankung sich im Kopfbereich festgesetzt hat
- Rötung und Ulzera an Zahnfleisch und Zungenrand
- Speichelfluß mit penetrant fauligem Geruch aus dem Fang

- Unvermögen Futter oder Wasser aufzunehmen (möchte gern, geht zum Napf)
- Erbrechen von grünlich-gelbem, zähem Schleim
- Durchfälle
- Apathie, Erschöpfung, Schlafsucht, Exsikkose

Lachesis D8
- hohes Fieber, Apathie
- 3. Augenlid fällt vor
- Lymphadenitis der Hals-Lnn, besonders links
- eitrige Phase noch nicht eingetreten

Belladonna D4
- hohes Fieber, Apathie, Schreckhaftigkeit
- eitrige Sekretionsphase eingetreten

Bryonia D4
- hochgradige Bronchitis, Bronchopneumonie und Pleuritis
- Atmung schmerzhaft und schnell

Drosera D3
- bei Bronchitis s. dort

Mercurius corrosivus D6
- bei blutigem Durchfall s. Diarrhöe

Veratrum album D4 (D6)
- bei starkem Durchfall und Erbrechen mit Kreislaufschwäche

Carbo vegetabilis D8
- große Schwäche
- Hiemen, Giemen
- Nasenausfluß dicklich, gelblich
- anfallsweise Husten, Tiere drohen daran zu ersticken
- Durchfall wäßrig, blutig, schleimig
- Kot sickert passiv aus dem After
- Kot und Flatulenzen übelriechend

Keloid

Silicea D6, Calcium fluoratum D4 (D6), Graphites D8

Keratitis

Mercurius solubilis D8, Mercurius corrosivus D6, Sulfur D6 (D12), Kalium bichromicum D4, Conium D4, (Thuja D15), Argentum nitricum D30

Klauenerkrankungen

Lachesis D8
- allgemeine Sepsis, Fieber, Apathie
- Stelle blaurot, ödematöse Randschwellung, Nekrosen
- leichte Sickerblutungen
- hohe Schmerzhaftigkeit
- fehlende Eiterung

Tarantula cubensis D4
- Panaritien mit bläulicher Verfärbung
- hohe Schmerzhaftigkeit
- Veränderungen mehr nekrotisch (wenig eitrig)
- fördert die Demarkation nekrotischen Gewebes

Silicea D6
- fördert die Ausheilung

Hepar sulfuris D8
- akute eitrige Infektion im Klauenbereich
- berührungs- und schmerzempfindlich
- zur schnelleren Reifung und Abstoßung des eitrigen Sekretes
- s. Eiterung, Abszeß

Pyrogenium D8 (D15)
- Sekret aashaft stinkend
- Unruhe, Fieber, Zittern
- s. Eiterung
- läßt sich gut kombinieren mit Lachesis

Knie s. Distorsion, Arthritis, Arthrose

Kolik

Nux vomica D6
- Kolik nach Futterabusus
- Kolik bei ängstlich nervösen Tieren vor Aufregung
- spastische Kolik
- aufgekrümmter Rücken
- berührungs- und geräuschempfindlich
- gespannte Bauchdecke
- Blähungen
- Kotdrang
- Verstopfung möglich

Colocynthis D4
- schwerste Kolikschmerzen
- stark gekrümmter Rücken
- Krämpfe treten periodisch auf
- rücksichtsloses Niederwerfen
- gebläht, Bauch bretthart

Chelidonium D4
- Kolik mit gestörter Gallensekretion
- Schmerzen mehr im cranialen Abdomen
- Blähungen und Kotdrang
- auch zusammen mit Nux vomica und Colocynthis bewährt
- unruhig

Chamomilla D2
- spastische Kolik
- Tiere äußerst schmerzempfindlich und aufgeregt
- Veränderungen sind nicht so schlimm, wie nach dem Verhalten des Tieres zu erwarten wäre

Magnesium phosphoricum D8
- kolikartige Schmerzen und Blähungen bei Jungtieren mit
- unverdautem, schaumigem, säuerlich riechendem Durchfall

Asa foetida D4
- starke Kolik
- Aufstoßen von Luft
- Hals gestreckt, Leerschlucken
- stechende Schmerzen
- berührungsempfindlich
- Druck bessert

Plumbum aceticum D6
- Kolik mit Verstopfung oder Kotanschoppung
- untere Abdominallinie kahnförmig eingezogen
- kein Kotdrang

Aconitum D30
- plötzlich auftretende Kolik nach Zugluft, kaltem, trokkenem Wind

Belladonna D4 (D30)
- Kolik nach Anstrengung mit Schwitzen

Hyoscyamus D30
- *hochgradige Erregung*, Unruhe
- Tremor der vorderen Muskelpartien
- sehr schmerzhaft, intermittierende Kolikanfälle
- Parasympathikusreizung mit Kotanschoppung im Dünndarm

Veratrum album D6
- profuser Durchfall und Erbrechen mit kolikartigen Schmerzen
- Kreislaufschwäche

Podophyllum D6 (D8)
- kolikartige Schmerzen
- stark wäßriger Kot, der aus dem After schießt
- Abdomen schmerzhaft, Tiere liegen auf dem Bauch

Kollaps

Veratrum album D4
- Angstzustände, Schwäche
- blaßbläuliche Schleimhäute
- durch Schock oder Unfall

Camphora rubini Ø = D1
- neugeborene Kälber, Asphyxie
  1 Tropfen Camphora Ø auf die Zunge

Carbo vegetabilis D8
- drohender Kollaps infolge venöser und kapillarer Stauung
- Puls schwach und weich
- Extremitäten kalt
- Flotzmaul, Zunge, Gingivia kalt
- Schleimhäute blaß, zyanotisch
- Facies hippocratica
- Schwäche

Konstitutionstypen

Calcium carbonicum Hahnemanni D12 (D30)
- stämmig, grobknochig, schwerfällig
- Kopf groß und schwer
- Hängebauch, Senkrücken, Schwäche der Hinterhand, Haut schlaff
- gute Futteraufnahme
- Unverträglichkeit von Milch
- saure, helle Durchfälle nach Milch
- Neigung zu Infektionen

- aber auch Neigung zu Verstopfung bei Neugeborenen und Jungtieren, sind munter und scheinbar ohne Beschwerden bei Verstopfung

Kalb:
- leckt an Wänden

Hund:
- ungeschickt, tapsig, schwer zu erziehen
- Epiphysen am Carpus dick, treten durch, X-Stellung der Beine
- Knochen dick, aber mangelnde Festigkeit
- Vorliebe für Eier
- Ekzem Unterbauch, Innenschenkel

Fohlen: treten durch, s. o.

Erwachsene Tiere:
- gutmütig, etwas stur, aber umgänglich

Rind:
- in der Leistung nicht so hochstehend, aber nicht so anfällig für Azetonämie usw.

Calcium phosphoricum D8
- schlank, zartgliedrig
- Knochen dünn
- Haut fein und straff
- Kopf schmal lang, spitz zulaufend
- Epiphysen am Carpus dick
- Temperament: verspielt, ängstlich-nervös
- Appetit wechselnd, beim Hund: Vorliebe für Fleisch und gesalzenes Futter
- Tonsillitis, Pharyngitis, Lymphadenitis (bei Hund und Katze)

Calcium fluoratum D6
- schlank, leichter Knochenbau, schwächlich
- Temperament sehr unruhig, ängstlich
- Appetit meist gut, dennoch geringe Gewichtszunahme

- Blähungen
- allgemeine Bänderschwäche
- Ekzeme nässend, juckend, kleinste Verletzungen entzünden sich leicht
- Lnn. mandibularis klein und hart

Phosphorus D30
- hochbeinig, schlank, straff
- langgezogener Körper, schmaler Brustkorb
- schmaler, langgezogener Kopf
- lebhaft, bewegungsfreudig
- spritzempfindlich
- nach Geburt und Aufzucht Abmagerung, schlechtes Fell, lange Erholungsphase

Rind: nach Geburt hocheinsetzende Milchleistung
  – neigen zu Azetonämien

Hund: schnappt nach Fliegen und Schwanz, bleibt nicht allein
Angst vor Gewitter und vor lauten Geräuschen

Pulsatilla pratensis D4
- vorwiegend ein Mittel für weibliche Tiere
- Tiere meist gutmütig, freundlich, anhänglich
- Neigung zu Entzündungen aller Schleimhäute, besonders Urogenitaltrakt
- typisch dickliches gelbliches, *nicht* wundmachendes Sekret
- Zyklus zu spät oder unregelmäßig einsetzend
- Zyklusdauer zu lang, aber auch kaum sichtbarer Zyklus
- Tiere sind gern im Freien

Sulfur D12 (D30)
- selbstbewußt, ungeduldig
- ist lieber im Freien
- riechen stark (tierartspezifisch)

- Hund: geht gern in Pfützen und Schlamm
- fressen alles
- Neigung zu Fellstörungen und Ekzemen mit Juckreiz, fettigem Fell und trockener, schuppiger Haut

Thuja D15 (D30)
- häufig Tiere mit dunklem Fell
- Verhalten unauffällig, relativ leicht zu erziehen, gutmütig
- 2 Formen: 1. dick, aufgeschwemmt
  2. schlank, mager
- Krankheiten werden bei beiden Formen durch Kälte und Nässe hervorgerufen bzw. verschlimmert
- Neigung zu blumenkohlartigen Verhärtungen, Verhornungen, Warzen, die auch bluten können
- Schwarzpigmentierung der veränderten Stellen, stellenweise auch der Haut
- bei Krankheit ungeduldig, aber nicht aggressiv
- Cystitis/Urethritis mit blutigem Urin
- passives Austreten des blutigen Urins
- Neigung zu Verstopfung
- wichtigstes Warzenmittel

Lycopodium D12 (D30)
- Schnäuber, ernähren sich gern einseitig
- Neigung zu Blähungen
- Unverträglichkeit von Fett
- launisch, verzieht sich in eine Ecke
- Neigung zu Blasen-, Nieren- und Lebererkrankungen
- Haarbruch bei diesen Tieren
- wichtiges Mittel beim Harngrieß des Katers

Jodum D12 (D30)

2 Formen:

1. eher der Hyperthyreose entsprechend:
- sehr schlank, mager

- ängstlich, unruhig, ständig in Bewegung
- will nicht im warmen Zimmer bleiben
- ständig Hunger, dennoch sehr schlank
- Neigung zu Haarausfall, Jucken, Pusteln, Furunkeln
- Schwellung von Leber, Milz, Lymphknoten
- Neigung zu Durchfall und Erbrechen

2. eher der Hypothyreose entsprechend:
- fettleibig, aufgeschwemmt
- gefräßig
- zu Ödemen neigend
- Thyreoidea vergrößert
- Neigung zu hartnäckigen Erkrankungen von Haut, Bronchien
- Gonadenhypofunktion

Arsenicum album D12 (D30)
- Tiere sehen älter aus als sie sind
- Besserung durch Wärme
- nächtliche Unruhe und Verschlimmerung
- trinken häufig kleine Mengen
- Geruch nach Aas
- Haut und Haare fettig, schuppig
- Ekzeme mit Juckreiz und warmer Haut
- Tier hält sich sehr sauber
- Nierenstörung und faulig riechender Durchfall
- Durchfall nach Aufnahme von verdorbener Nahrung
- Leber-Nieren-Darm-Haut-Mittel

Natrium muriaticum D6 (D30)
- Tiere eigenwillig, brauchen feste Hand
- aggressiv gegen Artgenossen
- wollen nicht von Fremden gestreichelt werden
- vertragen Sonnenhitze nicht so gut
- dennoch Verschlimmerung durch Kälte und Nässe

- Neigen zu Hauterkrankungen mit trockener Haut, stumpfem, struppigem Fell
- beim Hund: einseitige Ernährung, besonders Dosenfutter

Silicea D12 (D30)
- Tiere eher unterernährt, schwächlich, dünnhäutig
- schlaffe Muskulatur
- allgemeine Bänderschwäche
- Hängebauch, Hängegesäuge, lockere Gelenke
- Temperament: verzagt, nachgiebig, ängstlich, nervös
- junge Tiere scheinen im Wachstum still zu stehen
- ältere Tiere: fehlende Elastizität von Bindegewebe und Bandapparat
- Ekzeme

Sepia D6 (D30)
- Mittel für ältere, weibliche Tiere
- Haut schlaff, bildet Falten
- Hängebauch, lang hängendes Gesäuge, lange schlaffe Zitzen, Rima Vulvae verlängert
- fehlende Elastizität
- Tiere eher stumpfsinnig, Fell filzig, struppig
- Kot läuft aus After
- Gelbfärbung der Haut um vulvonale Region, Urovagina
- Uterus schlaff, groß, hängt tief in Abdomen, Prolaps uteri oder vaginae

Graphites D8
- trockene juckende Ekzeme mit Pigmenteinlagerung
- wulstige und schrundige Hautfalten, besonders an Innenachseln und Innenschenkeln
- typisch honigartiges, gelblich übelriechendes Sekret
- Verstopfungsneigung

- Gefräßigkeit
- fett, traurig, frostig, ältere Tiere

Nux vomica D6 (D30)
Rind:
- steht scheinbar ruhig und stoisch im Stall
- bei Untersuchung sehr berührungs-, schmerz- und geräuschempfindlich, läßt sich aber beruhigen
- Neigung zu Indigestionen nach zu viel, falsch zusammengesetztem Futter, nach Futterwechsel
- besonders bei Tieren in reiner Stallhaltung, Indigestion auch als Folge mangelnder Bewegung
- aufgekrümmter Rücken, abgestellter Schwanz, Kotdrang
- Spasmen mit: Blähungen, Durchfall, aber auch Verstopfung, Pansen: Fehlschichtung

Pferd:
- unruhig, nervös, überschießende Reaktionen bei Aufregung
- läßt sich schlecht verladen
- Neigung zu Koliken bei Aufregung
- Verdauungsstörung nach Futterabusus s. Rind

Hund:
- überaus schmerzempfindlich
- Schmerzhaftigkeit steht in keinem Verhältnis zu den Veränderungen
- Verdauungsstörungen nach Futterabusus s. Rind aber auch mit Erbrechen
- wichtigstes Mittel bei Diskopathie

Kolikmittel bei allen Tierarten s. dort

Koprostase

Nux vomica D6, Plumbum aceticum D6, Opium D30, Chelidonium D4

Kotbeschaffenheit – Konsistenz

dünn:
s. Diarrhöe:
Arsenicum album D6, Calcium carbonicum D12, Carbo vegetabilis D8, Chelidonium D4, Magnesium carbonicum D4, Magnesium phosphoricum D8, Nux vomica D6, Mercurius solubilis D6, Phosphorus D8, Podophyllum D4, Rheum D4, Sulfur D12, Veratrum D6

blutig:
Arsenicum album D6, Mercurius solubilis D8, Veratrum album D6

schleimig:
Argentum nitricum D8, Arsenicum album D6, Carbo vegetabilis D8, Mercurius solubilis D8, Mercurius corrosivus D6, Nux vomica D6, Pulsatilla D4, Sulfur D12 (Veratrum album D6)

klumpig:
Calcium carbonicum D12, Flor de Piedra D3, D4, Lycopodium D6, D12, Antimonium crudum D4, Nux vomica D6

wechselnd:
Pulsatilla D4, Sulfur D30

dünner Kot fließt passiv aus dem After:
Carbo vegetabilis D8

- Durchfall wäßrig, blutig, schleimig
- große Schwäche
- Kot und Flatulenzen übelriechend
- Blähungen

Kot, eigenen fressen

Veratrum album D6, beim Hund: meist Darmparasiten besonders Kokzidien
Nachbehandlung mit **Abrotanum D1** oder **China D6**

Krämpfigkeit

Calcium phosphoricum D8, China D4, Sulfur D12, Nux vomica D6, Gingko biloba D2, Rhus toxicodendron D6, Bryonia D4

Krallenbettentzündung, eitrig

Hepar sulfuris D8

- zur Eröffnung und besseren Abkapselung
- berührungs- und schmerzempfindlich
- Hitze, Rötung, Schwellung
- Eiter riecht nach altem Käse

Silicea D6

- fördert die Ausheilung

Krallenbettentzündung, nicht eitrige

Tarantula cubensis D6

- akute, sehr schmerzhafte Entzündung
- bläuliche Verfärbung
- Veränderungen mehr nekrotisierend
- fördert die Demarkation von nekrotischem Gewebe
- Kälteempfindlichkeit der betroffenen Stelle

Kreislaufschwäche s. auch Herzmittel und Kollaps

Veratrum album D4

- akute Kreislaufschwäche nach übermäßiger Anstrengung
- große Schwäche
- schwacher Puls
- Schleimhäute blaß-zyanotisch

Arnica montana D3 (D30)

- durch Schock, nach Unfällen, Blutverlust

- große Schwäche und Erschöpfung, Zerschlagenheit, Müdigkeit
- blasse Schleimhäute

Camphora rubini Ø 1 Tropfen

Kreislaufversagen

Laurocerasus D1 (D3), Convallaria D3, Scilla D2, Veratrum D4
Schwein bei Hitze: **Acidum hydrocyanicum D4, Apocynum D2**

Kreuzdarmbeingelenk, Verrenkung des, beim Rind

Ruta D4, Rhus toxicodendron D6, Hypericum D6

Kropf s. Schilddrüse

Lactatio falsa s. Scheinträchtigkeit

Lähmungen

Causticum D12 (D30), Plumbum aceticum D6 (D8), Gelsemium D6 (D30), Nux vomica D6, Conium D4 (D30), (Zungenlähmung u. Schlucklähmung)

Laryngitis

Spongia D30
- Wirkung beruht auf Jodgehalt
- Reizhusten und Hüsteln bei und nach Aufregung
- Schilddrüse vergrößert
- Druck auf Kehlkopf löst Hustenreiz aus

Causticum Hahnemanni D12
- Husten trocken, krampfhaft, anfallsweise
- Verschlimmerung 3.00–5.00 Uhr
- wenig gelblich-grünliches Sputum
- Besserung nach Trinken von kaltem Wasser
- Verschlimmerung bei klarem (kaltem) Wetter

Argentum nitricum D30 (D6)
- chronische Schleimhautreizung
- Heiserkeit mit Kitzelhusten
- schlimmer im warmen Raum

Bryonia D4
- meist Bronchitis mit Laryngitis
- trockener, harter Reizhusten

Jodum D12
- Heiserkeit und Schleimrasseln
- Verschlimmerung morgens
- Hüsteln trocken und krampfhaft

Leckekzem

Hepar sulfuris D8, Mercurius solubilis D8, Sulfur D12 (D30)
äußerlich: **Calendula extern** und **Hypericum-Öl**

Läufigkeit, Regulierung der

Aristolochia D15, Pulsatilla D4, Apis D4, (Murex D8)

Lebermittel s. Hepatitis/Hepatopathie

Leptospirose (unterstützend)

Arsenicum album D6, Mercurius solubilis D8, Phosphorus D8 (D30), Natrium sulfuricum D4

Lefzenekzem

Hepar sulfuris D8, Mercurius solubilis D8, Silicea D6 (D12), Lycopodium D6, Natrium muriaticum D6 (D30), Kreosotum D4
äußerlich: **Calendula extern**

Libido, mangelnde

Agnus castus D3, Calcium carbonicum D12 (D30), Damiana D2

Libido, gesteigerte s. Hypersexualität

Lidrandentzündung s. Blepharitis

Lochien – Lochialfluß s. Puerperalerkrankungen

Luftsackentzündung

Kalium bichromicum D4, Luffa D4

Lumbago

Bryonia D4, Rhus toxicodendron D6 (D30), Formidium, Nux vomica D6, Dulcamara D4

Lungenemphysem

Acidum formicicum D4 oder **Formidium** (Quaddelung nach Wolter, Homöopathie für Tierärzte, Band 1, Seite 152)

Lungenödem

Ammonium jodatum D4, Kalium carbonicum D4, Laurocerasus D3

akut: **Apocynum D2, Laurocerasus D1 (Scilla D2) Acidum hydrocyanicum D4**

Luxation (nach Reposition)

Arnica D4 (D30), Rhus toxicodendron D30, Ruta D2 (D4)

Lymphadenitis/Lymphangitis

Lachesis D8 (D12)

- fieberhafte Infektion mit Neigung zur allgemeinen Sepsis
- starke Allgemeinstörungen
- Tonsillitis, Pharyngitis
- Berührungsempfindlichkeit am Hals
- feste Nahrung kann besser geschluckt werden als flüssige
- Linksseitigkeit der Beschwerden oder Beginn der Beschwerden links
- Verschlimmerung nach dem Schlafen oder durch Ruhe
- auch bei subakut verlaufender oder rezidivierender Lymphadenitis mit weichen, schmerzhaften Hals-Lymphknoten

Mercurius solubilis D8 (D12)
- Tonsillitis/Pharyngitis mit starker Rötung
- Schlucken offenbar schmerzhaft
- Geruch aus der Mundhöhle

Phytolacca decandra D6
- Lymphknoten groß, fest, gelappt, schmerzhaft

Calcium carbonicum Hahnemanni
- allgemeine Neigung zu rezidivierenden Infektionen der Atemwege mit ausgeprägter Lymphadenitis bei Jungtieren
- s. Konstitutionsmittel

Sulfur D30
- Umstimmungsmittel bei erwachsenen Tieren mit chronischer oder rezidivierender Lymphadenitis
- 1malige Gabe oder 2mal im Abstand von 1 Woche
- wenn passendes AM nicht so recht zur Wirkung kommt
- nach allopathischer Therapie

Lymphknoten vergrößert, hart
junger Hund: **Calcium fluoratum D4 (D8)**

Magen s. Gastritis, Indigestion

Mammatumor s. Tumore

Mastitis

Phytolacca decandra D3 (D6, D12)
- Euter hart, geschwollen, heiß, schmerzhaft
- Sekret wäßrig, dicklich, eitrig
- wichtigstes Mittel bei der Mastitistherapie

Phellandrium D3
- Hilfsmittel zu **Phytolacca**
- fördert die Ausschwemmung von Schleim und festsitzendem Sekret bei frischen Mastitiden

Apis mellifica D4
- starke, ödematöse Schwellung
- deutliche Rötung (»Bienenstich«)
- hohe Schmerzhaftigkeit
- Fieber möglich
- beim Kleintier: kühle Umschläge bessern

Asa foetida D4
- hohe Schmerzhaftigkeit und Berührungsempfindlichkeit
- Haut nicht gerötet
- Sekret stinkend
- Milch wird aufgehalten
- keine oder nur geringe Schwellung
- Venen treten deutlich hervor

Belladonna D4
s. Anfangsmittel, Fiebermittel

Bryonia D4
- hochgradige Schmerzhaftigkeit
- Verschlimmerung durch Bewegung

- Besserung durch Liegen auf der kranken Seite
- viel Durst auf große Mengen Wasser
- Euter blaß, heiß, hart

Hepar sulfuris D8
- bei eitrigem Sekret
- oder beginnender Abszedierung
- hohe Schmerzhaftigkeit und Berührungsempfindlichkeit
- fördert Abszeßreifung bzw. Ausscheidung des eitrigen Sekretes

Pyrogenium D8 (D15)
- aashaft stinkendes Sekret
- s. Anfangsmittel bzw. Infektionsmittel

Mercurius solubilis D8
- Neigung zu Schwellung und eitriger Entzündung mit Blutungsneigung bei allen Drüsen
- Euter hart, knotige Veränderungen (großknotig)
- Milch dick oder flüssig, stark blutvermischt

Conium maculatum D4
- Schwellung und Reizung aller Drüsen nach Stoß und Tritt
- kleinknotige Verhärtungen am Euter bzw. Gesäuge

Phosphorus D8 (D30)
- schlank, hochbeinig, hoch in der Leistung
- Mastitis nach Zugluft
- überschießende Reaktionen bei Untersuchung usw.
- plötzlicher Leistungsabfall möglich
- bei Milchmangel als Roborans

Lac caninum D4 (D30)
- Euter stark gefüllt und schmerzhaft
- liegen auf der erkrankten Seite
- charakteristisch: Seitenwechsel der erkrankten Viertel

Aconitum napellus D4 (**D30** i. v.)
- Krankheit tritt plötzlich auf
- Temperatur über 41 °C, innerhalb von Stunden
- Herz frequent, pochend
- Puls voll und hart
- Tiere ängstlich, geräusch- und berührungsempfindlich
- am Euter: beginnende Schwellung und Schmerzhaftigkeit eines Viertels
- Mastitis aber noch nicht manifest

Lachesis D8
- akuter, septikämischer Krankheitsverlauf mit starker Allgemeinstörung
- hohes Fieber
- Schleimhäute blaß oder zyanotisch
- Herz-Kreislaufstörung
- berührungsempfindlich
- Nachlassen der Milchleistung *vor* Auftreten der Krankheitssymptome beim Rind
- Verschlimmerung morgens

Galega D3
- empirisch

Mastitis chronica bzw. rezidiva

Mischung Nr. 1 nach Wolter (**Silicea, Equisetum, Quarz** f. 2–3 Wochen), Fa. DHU, Karlsruhe

Meteorismus s. Blähungen

Metritis s. Endometritis

Milchfieber s. Gebärparese

Milchfluß, gestörter und -verhaltung

Belladonna D4, Pulsatilla D4, Phytolacca D3 (D6), Phellandrium D3, Chamomilla D2

Milchmangel nach Geburt

Calcium carbonicum D12, Pulsatilla D4, Phytolacca D3

Milchsekretion, nachlassend

Agnus castus D3, Asa foetida D4, Phytolacca D6, Sulfur D6 (D12), Pulsatilla D4

Milchstau

Apis D4, Phytolacca D1

Milchunverträglichkeit bei Jungtieren

Calcium carbonicum Hahnemanni
- s. Konstitutionsmittel
- Durchfall hell, säuerlich riechend nach Milch
- Appetit immer gut

Calcium phosphoricum
- s. Konstitutionsmittel
- Appetit sehr wechselnd

Magnesium phosphoricum
- s. auch Diarrhöe
- säuerlich riechende, wundmachende Durchfälle
- starke Blutungen, kolikartige Schmerzen

Milchverlangen

Rhus toxicodendron D6 (D30)

Mitralinsuffizienz s. Herz

Muskelatrophie

Plumbum aceticum D6, Konstitutionsmittel

Muskelzittern, Muskelzuckungen

Phosphorus D8, Agaricus muscarius D6 (D30), Cocculus D6, Zincum metallicum D4 (D8), Cuprum aceticum D30, Tarantula hispanica D6, Causticum D12 (D30), Arsenicum album D6 (D30)

Mykose

Sulfur D12 (D30), Calcium carbonicum D12 (D30), Psorinum D30, Lycopodium D6 (D30), Arsenicum album D6 (D12), Echinacea D2, Sepia D8 (D30)

Nabelbruch

Calcium carbonicum D12, Silicea D12

Narbeneiterung und Narbenwildwuchs

Silicea D6, Calcium fluoratum D6 (D8)
Staphisagria D6

Narbenkeloid s. Keloid

Nasenausfluß s. Rhinitis

Nasenausfluß, chronisch (s. auch Rhinitis)

Kalium bichromicum D4, Luffa D4, Hepar sulfuris D8 (eitrig), Arsenicum album D6, Jodum D12

Nasenbluten

Staphisagria D30, Phosphorus D200, Millefolium D3

Nasenspiegel, rissig/wund

Petroleum D6
- blutige Schrunden an den Nasenflügeln
- Haut verdickt und trocken
- nässende Ekzeme am Übergang Haut/Schleimhaut
- Haut schmerzempfindlich, neigt zu Eiterungen

Graphites D6 (D30)
- Tiere fettleibig, gefräßig, gutmütig
- Neigung zu Verstopfung
- Haut rissig, honigartiges Sekret

Acidum nitricum D6
- chronische Entzündung am Übergang Haut/Schleimhaut
- übelriechende wundmachende Absonderung

Natrium muriaticum D6 (D30)
- trockener, rissiger Nasenspiegel infolge Stoffwechselstörung

Thuja D6 (D15)

Sepia D8 (D30)
- ältere Tiere
- Pigmentierung am Nasenhorn wechselt die Farbe

Nephritis/Pyelonephritis/Nephrose

Berberis D4
- subakuter, oder chronischer Verlauf
- Wechsel der Symptome: Apathie, Schwäche, Inappetenz, dann wieder relativ munter
- Harn zeitweise dunkel, dann wieder mehr hell
- Eiweiß erhöht, tubuläre Epithelien, Zylinder, Kristalle, Leukozyten ganz wenig, Erys: wechselnd

Cantharis D4
- akuter oder subakuter Verlauf
- vergeblich Harndrang oder häufiger Absatz von kleinen Harnmengen
- Schmerzen
- pH erhöht, Eiweiß, Erys, Leukos, Plattenepithelien, teilweise tubuläre Epithelien, Tripelphosphate möglich
- Cystitis + Pyelitis + Nephritis

Arsenicum album D6 (D12)
- subakut oder chronisch
- Tiere durch Erkrankung deutlich gealtert
- trinken häufig kleine Mengen
- suchen Wärme
- Haut und Haare fettig, schuppig, Geruch unangenehm faulig

- Urin: pH erhöht, Eiweiß erhöht, Erys: ++, Übergangsepithelien und tubuläre Epithelien ++, Zylinder +++
- Nierenstörung nach Vergiftung oder sonstiger schwerer Krankheit

Solidago D2
- stark wirksames Mittel bei gestörter Nierenfunktion
- Urin dunkel, trübe, viel Sediment, Eiweiß erhöht, Erys +++, Epithelien +++, Kristalle möglich

Apis mellifica D4 (D30)
- subakut
- Anschwellung der Nierengegend

Mercurius solubilis D8
- akut, subakut
- Urin sehr blutig oder eitrig schleimig
- Eiweiß, Epithelien aller Größen und Formen
- Zylinder möglich, Erys +++, Leukozyten

Flor de Piedra D3 (D4)
- Leber- und Nierenmittel, zusätzlich bei Vergiftungen

Acidum benzoicum D4
- bei Blasengrieß und -steinen
- Urin dunkel
- starker, unangenehmer Geruch des Urins
- Harndrang

Nervenquetschung und -verletzung

Hypericum D6

Neubildungen im Bereich der Nasengänge

Thuja D1, D6, D15, Causticum D12, Teucrium marum D3

Neuralgien

Aconitum D4, Belladonna D4, Nux vomica D6, Cimicifuga D4, Causticum D12 (D30), Hypericum D6, Rhus toxicodendron D6 (D30)

Niereninsuffizienz s. auch Nephritis, Pyelonephritis, Nephrose

Kalium nitricum D3

- unterstützend bei Urämie
- Hämaturie
- Kurzatmigkeit
- großer Durst

Aalserum (Serum anguillae) D8

- Niereninsuffizienz mit beginnendem Ascites

Berberis D4, Solidago D2, (Arsenicum album D6)

Nymphomanie

Apis D4, Bufo D8, Lilium tigrinum D4, Platinum D30, Aurum D4

Obstipation

Nux vomica D6

- Obstipation nach Nahrungsabusus
- Abdomen schmerzhaft, Blähungen
- ständiger Kotdrang
- mangelnde Bewegung

Alumina

- chronische Obstipation älterer abgemagerter Tiere
- Darm atonisch, erfolgloser Kotdrang
- Tiere suchen die Wärme
- Ekzemneigung

Opium D6 (D30)

- Folge von Schreck und Aufregung
- spastische und atonische Obstipation
- Verstopfung des Ileum (folgt hier nach Nux vomica)
- mit Blähungen und kolikartigen Schmerzen

Bryonia D4

- Lösen nur unter größter Anstrengung
- Kot hart, trocken, dick, groß
- liegen auf schmerzhafter Seite
- großer Durst, trinken viel auf einmal
- Druck bessert

Sulfur D12 (D30)

- chronische Darmerkrankung mit Verstopfung
- After rot und juckend
- Verstopfung und Durchfall im Wechsel

Nux und **Carbo vegetabilis** – Kur nach Wolff (»Unsere Hunde – gesund durch Homöopathie«) zur Tonisierung des Darmes:

Nux vomica D6
Carbo vegetabilis D6
je 3mal täglich 1 Tablette für 3 Wochen

Calcium carbonicum Hahnemanni
- Jungtiere
- Tiere schwerfällig, Gewebe schlaff, kräftig
- Neigung zu Fettleibigkeit
- Lecken an Lehm, Sand, Steinen
- fühlen sich wohl bei Verstopfung

Graphites D6 (D8)
- Verstopfungsneigung bei erwachsenen, fettleibigen, gefräßigen Tieren
- mit Ekzemneigung
- s. Konstitutionsmittel

Chelidonium D4
- Obstipation als Folge gestörter Gallensekretion
- Kot gelblich
- Blähungen/Spasmen
- meist zusammen mit Nux vomica

Plumbum aceticum D6
- Koprostase mit knolligem Kot
- Abdomen geringgradig schmerzhaft, kahnförmig eingezogen
- kein oder wenig Kotdrang
- Darm atonisch

Ödeme

Apis D4, Digitalis D3, Serum anguillae D8

Ödemkrankheit

Nux vomica D6, Chelidonium D4, China D4, Magnesium carbonicum D4 (D8)

Ohrekzem, äußeres/Ohrrandgeschwür

Hypericum D6, Silicea D6 (nach Wolff), **Petroleum D6**

Ohrspeicheldrüsenentzündung s. Parotitis

Omphalitis/Omphalophlebitis

Belladonna D4, Lachesis D8, Hepar sulfuris D8

Onanie s. Hypersexualität

Staphisagria D6 (D30), Bufo D8, Hyoscyamus D30

Operationsfolgen

Staphisagria D6 (D30) (Schmerzen, Verklebungen)
Arnica D4 (D30) (Blutverlust, Schmerz, Schwächung)
Pyrogenium D8 (Eiterung)
Ferrum metallicum D8 (Blutverlust)
Silicea D6 (D12) (schlechte Wundheilung)

Operationswunden

frisch: **Arnica D4 (D30), Staphisagria D6 (D30)**
Hamamelis D3
alt: **Calendula D12, Silicea D6, Calcium fluoratum D6**

Orchitis

s. Anfangs- und Fiebermittel
Abszeß, Eiterung, Prostatitis
Belladonna D4, Bryonia D4, Lachesis D8, Hepar sulfuris D8 (D30)

Osteochondrosis/Osteodystrophie

Calcium phosphoricum D8, Calcium fluoratum D6 (D8), Calcium carbonicum D12, Symphytum D3, Ruta D2 (D4)

Osteomyelitis

Lachesis D8, Calcium fluoratum D6 (D8)
Symphytum D1, Asa foetida D4

Othämatom

Arnica D4, Hamamelis D3

Otitis externa

Hepar sulfuris D8 (D30)

- akute, hochgradige eitrige Otitis externa mit großer Berührungs- und Schmerzempfindlichkeit (läßt sich nicht am Ohr anfassen)
- Sekret gelblich-grünlich
- riecht nach altem Käse

Mercurius solubilis D8 (D30)

- akute, schmerzhafte Entzündung mit starker Rötung und Ulzera der Schleimhaut
- Sekret wundmachend

Calendula, extern

- äußerlich
- entzündungshemmend, schmerzlindernd
- nimmt schlechten Geruch

Causticum Hahnemanni D12 (D30)

- Schleimhaut rot, »wund«
- leicht höckrige Oberfläche
- Sekret reichlich, klebrig, zäh, übelriechend
- Juckreiz und Schmerzempfindlichkeit
- Einengung des Gehörganges durch Wulstbildung des Knorpels

Graphites D6

- typisch honigartiges, gelbliches, übelriechendes Sekret
- wulstige und schrundige Schleimhaut
- geringe Schmerzhaftigkeit
- s. Konstitutionsmittel

Silicea D6 (D12)

- chronische Otitiden mit übelriechendem, eher wäßrigem Ausfluß
- schlechte Heiltendenz

Petroleum
- Haut verdickt, trocken, rissig
- nässende Ekzeme am Übergang Haut/Schleimhaut

Psorinum D30
- Ausfluß riecht nach gekochtem Fleisch
- gelblich bräunlicher Ausfluß, wundmachend
- hartnäckige Otitis

Pulsatilla pratensis D4
- Sekret dicklich-gelblich, nicht wundmachend
- Tier meist gutmütig, freundlich, anhänglich

Sulfur D12 (D30)
- Gehörgang rot, schuppig
- Ohren sehr warm
- als Reaktions- und Zwischenmittel

Thuja
- Neigung zu Verhärtungen und Verhornungen (Schwanz, Ohren, Präputium)
- Schwarzpigmentierung der veränderten Stellen
- hartnäckige Otitis mit schmierigem Sekret
- ungeduldig, aber nicht aggressiv

Acidum nitricum
- Ulzera und tiefe Entzündung mit wundmachendem, eher wäßrigem Sekret und schlechter Heiltendenz
- plötzlich aggressive Reaktionen
- Verschlimmerung bei Kälte und Nässe

Otitis media

Pulsatilla D4, Thuja D15, Ferrum phosphoricum D8

Ovar

Atresie/Unterfunktion: **Pulsatilla D4, Sepia D6, Aristolochia D15, Acidum phosphoricum D6 (D30), Kalium jodatum D3,** Konstitutionsmittel
Ovarialzyste: rechts: **Apis mellifica D4 (D30)**
links: **Lachesis D8, Aurum D6**

Panaritium

Hepar sulfuris D8 (D30)

- akute eitrige Infektion mit hoher Schmerzhaftigkeit
- Schwellung, Rötung
- zur Eröffnung und besseren Abkapselung

Pyrogenium D8 (D15)

- aashaft, fauliger Geruch des Sekretes
- s. auch Infektionsmittel

Myristica sebifera D3

- eitrige Infektion
- im Verlauf nicht so akut wie Hepar sulfuris
- Schmerzhaftigkeit und Schwellung nicht so ausgeprägt
- fördert die Resorption

Silicea D6 (D12)

- Ausheilung nach Sekretabgang
- Steigerung der Leukozytose und Phagozytose

Tarantula cubensis D4

- akute, nekrotisierende Entzündung
- bläuliche Verfärbung, kein oder wenig eitriges Sekret
- heftige Schmerzen
- Fieber intermittierend, steigt abends an
- fördert die Demarkation

Pankreaserkrankungen

Haronga D3, Syzygium D2 (nach Dorcsi), **Acidum phosphoricum D6 (D30)**

Panleukopenie s. Katzenseuche

Panostitis eos.

Calcium carbonicum D12, Calcium phosphoricum D8, Calcium fluoratum D6 (D8), Ruta D2 (D4), Symphytum D1 (D2)

Pansenlähmung/Pansenatonie s. Indigestion beim Rind

Papillome

Thuja D6 (D15), Causticum D12 (D30), Acidum nitricum D6

Parästhesien/Paresen

nach Unfall/Trauma mit Hämatombildung:
Arnica D4, Hypericum D6
bei Diskopathie, WS-Erkrankung:
Nux vomica D6, Plumbum aceticum D6
nach Überanstrengung, Durchnässung:
Dulcamara D4, Rhus toxicodendron D6 (D30)
unbekannte oder sonstige Ursachen:
Conium D4, Gelsemium D6 (D30), Cocculus D6

Parotitis

Pulsatilla D4, Mercurius solubilis D8, Kalium bichromicum D6

Parvovirose (zusätzliche Therapie)

Lachesis D8, Carbo vegetabilis D8, Veratrum album D4, Ipecacuanha D6, Arsenicum album D6, Crataegus D1, China D6

Pericarditis

Bryonia D4, Lachesis D8, Belladonna D4

Periostitis

Calcium fluoratum D6 (D8), Symphytum D1 (D2), Ruta D2 (D4)

Peritonitis

Lachesis D8, Bryonia D4, Belladonna D4

Perthes'sche Krankheit

Calcium carbonicum D12 (D30), Calcium fluoratum D4 (D6), Calcium phosphoricum D8, Symphytum D1 (D2), Silicea D12

(Kombination des passenden **Calcium-Salzes** mit **Symphytum**, Nachbehandlung mit **Calcium fluoratum** oder **Silicea**.)

Pharyngitis

Apis mellifica D4 (D30)

- akute Pharyngitis mit ödematöser Schwellung oder Bläschenbildung
- sehr schmerzempfindlich und berührungsempfindlich
- kann nicht schlucken

Mercurius solubilis D8

- akute Pharyngitis mit starker Rötung und Bildung von Ulzera
- Tonsillen treten stark hervor (dunkelrot)
- Foetor ex ore
- Speicheln

Baptisia D4

- fieberhafte Infektionen im Kopfbereich
- Rötung und Ulzera
- fauliger Geruch aus dem Fang
- können nicht schlucken

Lachesis D8 (D12)

- Fieber, Apathie, Neigung zur allgemeinen Sepsis
- starke Allgemeinstörungen
- Tonsillitis – Pharyngitis
- berührungsempfindlich am Hals
- feste Nahrung kann besser geschluckt werden als flüssige

- Beginn der Beschwerden links
- Verschlimmerung nach dem Schlafen oder durch Ruhe
- Sekretion gering oder fehlend

Causticum Hahnemanni D12
- hartnäckiger Katarrh der oberen Luftwege mit trokkenem Husten und Heiserkeit
- Rachen rot, wie wund
- kann vor Heiserkeit kaum schlucken
- heftiger Durst auf kaltes Wasser
- Verschlimmerung durch kalte, trockene Luft

Rezidivierend:
Calcium carbonicum Hahnemanni
- bei Jungtieren
- s. Konstitutionsmittel

Sulfur
- bei erwachsenen Tieren

Phlegmone

Pyrogenium D8 (D15)
- s. Infektionsmittel

Hepar sulfuris D8
- s. Abszeß/Eiterung

Lachesis D8
- Phlegmone mit Allgemeininfektion, Fieber, Sepsis
- blauroter Rand
- Sekret dünn, übelriechend
- Nekrosen
- keine Eiterung
- berührungsempfindlich

Apis mellifica D4
- ödematöse Schwellung

- Hitze, Rötung
- berührungs- und schmerzempfindlich
- kalte Umschläge bessern

Pilzbefall s. Mykose

Pleuritis

Belladonna D4 (D6)
- s. Fiebermittel

Bryonia alba D4
- s. Bronchitis
- Schmerzhaftigkeit der Interkostalräume, vermeidet jede Bewegung, Schmerzen bei jeder Bewegung

Tartarus emeticus
- s. Bronchitis

Lachesis D8
- s. Fiebermittel

Pneumonie

Aconitum napellus D4 (D30)
- s. Anfangsmittel, Fiebermittel
- Folge von Zugluft, kaltem Wind
- plötzlich hohes Fieber innerhalb von Stunden
- Krankheitsherd noch nicht lokalisiert

Belladonna D4
- s. Anfangsmittel, Fiebermittel
- Folge von Hitze, Anstrengung, Zugluft, Schwitzen
- Krankheitsherd lokalisiert

Phosphorus
- s. Bronchitis

Bryonia alba D4
- s. Bronchitis

Tartarus emeticus D4
- s. Bronchitis

Ammonium jodatum D4
- s. Bronchitis
- Husten quälend, erstickend
- Rasseln, Hiemen, Giemen
- Tier droht am eigenen Schleim zu ersticken

Polyarthritis (s. auch Arthritis)

Bryonia alba D4 (D30)
- akute fieberhafte Entzündung
- Gelenke mit Schwellung und äußerst schmerzhaft
- jede Bewegung verschlimmert

Kalium bichromicum D4 (C30)
- mehr subakute Entzündung mit deutlicher Schwellung
- Sekret fadenziehend (kein Hämatom)

Apis mellifica
- akute Arthritis mit ödematöser Schwellung
- Rötung, Hitze
- sehr berührungs- und schmerzempfindlich
- kühle Umschläge bessern

Belladonna D4
- s. Anfangsmittel

Präputialkatarrh

Pulsatilla D4, Mercurius solubilis D8, Hepar sulfuris D8, Silicea D6 (D12), Echinacea D2

Prolaps uteri (Nachbehandlung)

Helonias dioica D1, Aristolochia D15

vaginae: **Helonias dioica D1, Sepia D8, Lilium tigrinum D4**

Prostatahypertrophie

Pareira brava D4, Sabal serrulatum D3, Thuja D6 (D15), Pulsatilla D4

Prostatitis

Lachesis D8
- s. Fiebermittel

Belladonna D4
- s. Fiebermittel

Thuja D6
- Prostatitis und Prostatavergrößerung mit Urethritis und Cystitis
- blutiger Urin läuft passiv aus der Harnröhre aus
- s. Konstitutionsmittel

Pareira brava D4
- akute Prostatitis und Cystitis mit ständigem Harndrang
- Urin geht nur in kleinen Mengen ab
- Urin dunkel, blutig, schleimig, eitrig
- auch bei Prostatavergrößerung versuchsweise einzusetzen

Sabal serrulatum D3
- Cystitis und Prostatitis mit ständigem Harndrang
- Urin kommt nur tropfenweise
- Homöopathischer Katheter
- auch bei Prostatavergrößerung versuchsweise einzusetzen

Prostataverhärtung

Conium D4, Thuja D6, Magnesium carbonicum D4 (D8), (Magnesium phosphoricum D8)

Psychose

Hyoscyamus D30 (D200), Natrium muriaticum D30 (D200), Stramonium D30, Staphisagria D30

Puerperalerkrankungen (s. auch Endometritis, Infektions- und Fiebermittel)

Lachesis D8, Belladonna D4, Pyrogenium D8 (D15), Sabina D3, Aristolochia D15, Sepia D8, Pulsatilla D4

Pyelitis/Pyelonephritis s. Nephritis

Berberis D4, Arsenicum album D6 (D12), Solidago D2, Cantharis D4, Terebinthina D6 (Thuja D6, Flor de Piedra D3 (D4))

Pyodermie s. Ekzeme

Hepar sulfuris D8, Sulfur D12 (D30), Mezereum D4, Silicea D6 (D12), Konstitutionsmittel

Grundkrankheit suchen, z. B. Leber, Niere

Pyometra

Pulsatilla pratensis

- vorwiegend bei älteren Tieren (weiblich)
- Tiere gutmütig, freundlich, anhänglich
- Neigung zu Entzündungen aller Schleimhäute
- typisches dicklich-gelbliches, nicht wundmachendes Sekret
- Zyklus zu spät oder unregelmäßig
- Zyklus dauert zu lang, aber auch kaum sichtbarer Zyklus
- Tiere sind gern im Freien
- öffnet Cervix, damit Sekretfluß in Gang kommt

Lachesis

- s. Anfangs- und Fiebermittel
- Pyometra mit Fieber und Apathie

Sabina D3 (D6)
- fördert die Ausheilung der Uterusschleimhaut, wenn das eitrige Sekret weitgehend abgestoßen ist
- im Anschluß an Pulsatilla

Sepia D6 (D12)
- ältere Tiere mit Pyometra
- zur Nachbehandlung
- reguliert chronisch entzündete Prozesse

Kombination **Sepia, Hydrastis, Helonias** (nach Wolff, H. G.: Unsere Hunde – gesund durch Homöopathie, Verlagsbuchhandlung Johannes Sonntag, Regensburg), **Sepia D6, Helonias dioica D6, Hydrastis D6,** 3–4mal täglich, zusätzlich **Kalium jodatum D3** 10,0 mit 100 g Wasser gemischt, nach jeder Mahlzeit 1 Teelöffel.

Quetschwunden s. Wundbehandlung

Arnica D4, Hamamelis D3, Calendula D2, Hypericum D6, Symphytum D1 (D2)

Rachitis

Calcium carbonicum D12 (D30), Calcium phosphoricum D8, Calcium fluoratum D6 (D8), Silicea D12, Acidum phosphoricum D6 (D30)

Ranula (versuchsweise)

Thuja D6 (D15), Kalium bichromicum D6

Regen gerne, feuchtes Wetter bessert

Causticum D12, Nux vomica D6, Hepar sulfuris D8, Bryonia D4

Rehe = Hufledérhautentzündung (Klauenrehe/Hufrehe)

Nux vomica D6, Gingko biloba D2

Rekonvaleszenz-Mittel

Acidum phosphoricum D6 (D30) (große Schwäche)
Ferrum phosphoricum D8 (Schwäche, Anämie)
Arsenicum album D12 (Leber, Niere)
Lycopodium D12 (D30) (Leber, Niere)
China D6 (Säfteverlust)
Konstitutionsmittel

Retentio secundinaria

Sabina D3, Lachesis D8, Aristolochia D15, Echinacea D2

Rhagaden

Graphites D8, Acidum nitricum, Petroleum D6, Causticum D12, Thuja D6 (D15)

Rhinitis/Sinusitis

akut/subakut:
Lachesis D8
– s. Anfangs- und Fiebermittel

Hepar sulfuris D8, für 1–3 Tage
- akute Rhinitis mit eitrigem Sekret, das sich nicht lösen will
- Katze schnorchelt, schnieft, versucht Mundatmung
- auch als Zwischenmittel bei subakuten und chronischen Infektionen, um Sekretfluß anzuregen
- Cave Erstreaktion
  Sekret kann sich innerhalb von Stunden in großen Mengen lösen, Allgemeinbefinden dabei sehr gut!

Luffa operculata D4
- mehr subakute Rhinitis
- Sekret weißlich-gelblich
- zeitweise festsitzend, zeitweise fließend
- Allgemeinbefinden fast ungestört
- wenig Augenausfluß

Pulsatilla pratensis D4
- gelblich, milder, nicht wundmachender Fließschnupfen
- Tiere sind gern draußen
- Tiere sind liebe- und anlehnungsbedürftig

Euphrasia officinalis
- Rhinitis mit ausgeprägter schmerzhafter Conjunctivitis
- Tränensekret klar, wäßrig, *wundmachend*
- Nasensekret wäßrig, mild

Cepa D3
- Augen wäßrig, tränend, ödematös
- Niesen
- Sekret wäßrig (oder hell), wundmachend

Cinnabaris D4
- rezidivierende Rhinitis und Sinusitis mit gelblich eitrigem Sekret

- fördert Sekretfluß
- Kombination mit Kalium bichromicum D4, D6 hat sich bewährt

Hydrastis D4
- Rhinitis und Sinusitis
- *dickes gelbliches Sekret wird in großen Mengen* abgestoßen

Mercurius solubilis D6 (D8, D12)
- Rhinitis mit Ulzera und wundmachendem Sekret
- gleichzeitig Gingivitis, Pharyngitis, Tonsillitis, s. dort

Belladonna D4
- s. Anfangs- und Fiebermittel

Ferrum phosphoricum D8
- s. Fiebermittel
- hartnäckige oder rezidivierende Rhinitis
- bei sehr schlanken, lebhaften Jungtieren
- zur Steigerung der Abwehrkräfte

subakut/chronisch:
Luffa operculata D4
- Rhinitis subakut, chronisch
- Schniefen und Röcheln
- Sekret weißlich, fließt zeitweise, setzt sich wieder fest

Pulsatilla pratensis D4
- gelblicher milder, nicht wundmachender Fließschnupfen
- Tiere sind gern draußen
- liebe- und anlehnungsbedürftig

Kalium bichromicum D4 (D6)
- weißlich, gelbliches, schleimiges, fadenziehendes Sekret

- Rhinitis setzt sich immer wieder fest
- läßt sich gut mit Cinnabaris kombinieren

Arsenicum album D6 (D12)
- Sekret grünlich
- setzt sich immer wieder fest
- Allgemeinbefinden wechselnd
- meist ältere Tiere mit struppigem Fell, lieben die Wärme

Causticum Hahnemanni D12 (D30)
- chronische Rhinitis und Laryngitis
- mit Wundheit der Schleimhäute
- Heiserkeit
- Sekret wenig, schmierig, zäh

Thuja D6 (D15)
- chronische Rhinitis bei Tieren, die dem Thuja-Bild entsprechen

Rindergrippe s. Anfangs- und Fiebermittel, Bronchitis, Bronchopneumonie

Bryonia D4, Tartarus emeticus D4, Coffea D8, Kalium jodatum D3, Ammonium jodatum D4, Carbo vegetabilis D8, Arsenum jodatum D6, Echinacea D2

Rusterholz s. Klauenerkrankungen

Pyrogenium D8, Silicea D12 (D6), Tarantula cubensis D6 (zur Demarkation)

Schale beim Pferd

Calcium fluoratum D6 (D8), Silicea D6 (D12), Hekla Lava D8

Scheinträchtigkeit

Pulsatilla D4
- bei mehr anhänglichen, liebebedürftigen Tieren
- zur Regulierung der Ovarialfunktion
- geht gern spazieren

Phytolacca D1
- bei starker Schwellung des Gesäuges und viel Milchbildung
- beginnende Verhärtung, Schmerzhaftigkeit und Mastitisgefahr

Ignatia D30
- psychische Symptome stehen im Vordergrund
- ausgeprägter Nestbau
- Ersatzwelpe (Gummipuppe usw.) wird umsorgt und bewacht
- ist kaum aus dem Korb zu locken

Causticum D30
- psychische Symptome nicht so ausgeprägt wie bei **Ignatia**
- Hündin gereizt, unleidlich

Schilddrüsenerkrankungen

Jodum D12, Lycopus virginicus D4 (nach Dorcsi und Wolter)
Struma: **Calcium carbonicum D12, Calcium jodatum D4, Spongia D30 (Thyreoidinum D6 (D12), Jodum D12) Kalium jodatum D3**

Schnittwunden

Arnica D4

Staphisagria D6 (D30)
- unruhige, nervöse, sehr schmerzempfindliche Tiere
- empfinden leicht Juckreiz und lecken an der Wunde

Schock s. auch Herzmittel, Kollaps

Veratrum album D4

Unfall: **Arnica D30**
- Blutverlust
- berührungsempfindlich
- kann sich scheinbar nicht mehr bewegen

Schreckfolgen

Opium D30, Aconitum D30

Schuppen s. Ekzeme

Schwächezustand

Acidum phosphoricum D6
- große Schwäche und Erschöpfung
- nach Überanstrengung, nach oder bei Erkrankungen, Folge von Säfteverlust: Durchfälle, Blutungen, Milchleistung

Phosphorus D30
- Roborans bei Tieren, die dem Phosphor-Bild entsprechen
- wirkt sehr gut bei Wellensittichen, Kanarien, Papageien usw.

Silicea D12 (D30)
- allgemeine Schwäche und Infektanfälligkeit
- bei sehr ängstlichen, bindegewebsschwachen Tieren
- schlechte Heiltendenz aller Erkrankungen

Kalium phosphoricum D8
– bei nervöser Schwäche

Natrium muriaticum D6 (D30)
– s. Konstitutionsmittel

Seborrhöe s. Ekzeme

Calcium carbonicum D12 (D30), Graphites D8, Causticum D12 (D30), Thuja D15 (D30)

Sehnenverletzungen s. Wundbehandlung

Septische Prozesse s. Infektions- und Fiebermittel

Lachesis, Pyrogenium, Echinacea

Singultus der Welpen

Magnesium phosphoricum D8

- Schluckauf nach der Futteraufnahme
- neigen zu Blähungen
- unruhig, zappelig

Sinusitis beim Pferd

Kalium bichromicum D4 (D30), Sticta D2, Luffa D4, Hepar sulfuris D8 (eitrig), **Cinnabaris D4, Pulsatilla D4**

Sommerekzem der Ponys s. Ekzeme

Sonnenstich

Belladonna D4 (D30)

- Apathie, Somnolenz
- pochendes Herz
- Puls frequent, aber schwach
- Schleimhäute zyanotisch
- Atmung keuchend, dyspnoisch
- Schleimhäute sehr trocken

Apis mellifica D4 (D30)

- bei Verdacht auf Ödem der Hirnhäute

Hypericum D6

Spasmus-Darm s. Kolik

Chamomilla D2, Colocynthis D4, Nux vomica D6

Spat beim Pferd

Hekla Lava D8 (versuchsweise), **Rhus toxicodendron D30, Ruta D4**

Speichelfluß s. Gingivitis, Parotitis, Tonsillitis

Spondylose

Harpagophytum D2, ferner s. Diskopathie

Synovitis s. auch Arthritis

Belladonna D4, Bryonia D4, Kalium bichromicum D4 (D30), Silicea D6 (D12)

Star, grauer s. Katarakt

Sterilisationsfolgen

Harnträufeln: **Cantharis D4, Sepia D8 (D30)**
Gewichtszunahme: **Calcium carbonicum D12, Thuja D15**
Konstitutionsmittel

Sterilität s. Fertilitätsstörungen

Aristolochia D15, Pulsatilla D4, Sepia D8, Apis D4, Phosphorus D8 (D30), Cimicifuga D4, Aurum D4, Damiana D2, Lilium tigrinum D4, Calcium phosphoricum D8, Calcium carbonicum D12 (D30)

Stichwunden und Punktwunden s. Wundbehandlung

Ledum D4, Apis D4, Calendula D2, Hepar sulfuris D8
Insektenstich: **Apis D4, Ledum D4**

Stille Brunst

Pulsatilla D4 (junge Tiere), **Aristolochia D15, Sepia D8** (ältere Tiere)

Stirnhöhlenentzündung s. Rhinitis/Sinusitis

Stoffwechselstörung s. Acetonämie

Stomatitis s. Gingivitis

Mercurius solubilis D8, Borax D3, Lachesis D8, Thuja D6 (D15), Lycopodium D6, Kreosotum D4

Struma s. Schilddrüsenerkrankung

Stubenreinheit, mangelnde

Junge Hunde und Katzen: **Calcium phosphoricum D8 Phosphorus D30** (verliert bei jeder Erregung einige Tropfen), **Petroselinum D200** (häufiger und plötzlicher Harndrang, kann Urin dann nicht halten)
aus Kummer, Protest, Eifersucht: **Ignatia D30, Sepia D30, Platinum D30, Hyoscyamus D30**

Tachykardie s. Herz

Tendovaginitis/Tendinitis

akut:

Arnica D4 (D30)

- nach Anstrengung oder Überanstrengung
- schmerzhaft, berührungsempfindlich
- Erschöpfung
- Besserung durch Ruhe

Bryonia D4

- akute Distorsion mit hoher Schmerzhaftigkeit
- hochgradige Lahmheit, Berührungsempfindlichkeit
- jede Bewegung verschlimmert
- mit Erguß bzw. Umfangsvermehrung

Ruta D2 (D4)

- nach Schlag, Stoß usw., auch Überanstrengung
- Trauma am Sehnenansatz
- Besserung durch Bewegung
- Verschlimmerung durch Kälte und Nässe
- gut zu kombinieren mit **Rhus toxicodendron**

subakut:

Rhus toxicodendron D6 (D30)

- nach Distorsion, Überanstrengung, Kälte, Nässe
- erste Bewegung hochgradige Lahmheit, läuft sich dann ein

Kalium bichromicum D4 (D30)

- Tendovaginitis mit Umfangsvermehrung (Sehnen werden dick)
- Punktat hell, fadenziehend

Thrombophlebitis

Lachesis D8, Secale cornutum D4, Pyrogenium D15

Tonsillitis, Pharyngitis s. Pharyngitis, Lymphadenitis

Mercurius solubilis D8, Apis D4, Lachesis D8, Hepar sulfuris D8, Phytolacca D3 (D6), Belladonna D4, Calcium carbonicum D12 (D30)

Torticollis

Nux vomica D4
- plötzlicher Schmerz bei bestimmten Bewegungen

Bryonia D4
- jede Bewegung schmerzt

Colocynthis D4
- Muskeln angespannt, verkrampft, schmerzhaft

Rhus toxicodendron D6 (D30)
- Bewegung bessert

Cimicifuga D4

Tracheitis

Spongia D30
- Hüsteln oder Hustenreiz
- schlimmer bei Erregung

Causticum D12 (D30)
- Husten schmerzhaft, heiser

Trockenstellen der Kühe

Phytolacca D1

Tumore

Conium D4
- kleinknotige Tumore, besonders der Drüsen (Schilddrüse, Mamma usw.)
- eher harte Konsistenz
- Verhärtung am Hoden

Phytolacca D1
- Mammatumore, die in der Scheinträchtigkeit wachsen

Calcium fluoratum D4 (D6)
- zur Unterstützung bei Tumoren im Knochen-Knorpelbereich
- Fibrome
- Tumore von Drüsen (Schilddrüse, Mamma usw.) mit Verhärtung

Arsenicum album
- Konstitutionsmittel, wirkt über Steigerung der Abwehrkräfte durch verbesserte Leber-Nierenfunktion

Phosphorus D8 s. Arsenicum album

Hekla Lava D8
- versuchsweise bei Osteosarkom

Magnesium carbonicum D4 (D8), Magnesium phosphoricum D8
- Verhärtung der Prostata auch versuchsweise
- Gesäuge, wenn Mittel zum Tier paßt

Thuja D1 (D6, D15)
- Neubildungen der Haut und Schleimhäute
- blumenkohl- oder polypenartig
- neigen zu Blutungen
- Mammatumore knotig und hängend bei Tieren, die dem Thuja-Bild entsprechen
- s. Konstitutionsmittel
- mit Neigung zu Verhärtung, Verhornung und Dunkelpigmentierung

Acidum nitricum D6
- juckende Neubildungen im Analbereich
- neigen zu Nässen und Fistelbildung

Kreosotum D4
- Tumor bei älteren Tieren mit Abmagerung und Kachexie
- versuchsweise bei der Nachbehandlung von Karzinomen

Staphisagria D6
- Neubildungen, die stark jucken und zu Blutungen neigen, z. B. am After

Viscum album D4
- kleinere Mammatumore bei fettleibigen Tieren mit beginnender Herzinsuffizienz und beginnendem Lungenödem
- stärkt Allgemeinbefinden durch günstige Wirkung auf Herz und Kreislauf

Symphytum D1 (D2)
- Tumore und Neubildungen im Knochen-Periostbereich

Tympanie (rezidivierende) s. auch Kolik

Nux vomica D6, Plumbum aceticum D8

Überbeine

Hekla Lava D8, Symphytum D1 (Periost schmerzhaft)

Ulzera

Calendula D2
- ulzerierende Verletzungen
- mit schlechter Heiltendenz

Borax D3
- Geschwüre und Aphthen, besonders in der Mundschleimhaut, Zunge, usw.

Mercurius solubilis D8
- dunkelrot, schmerzhaft
- evtl. mit hellen Belägen
- unangenehmer Geruch
- auch nach Verätzungen

Mercurius corrosivus D6
- Ulzera noch tiefgreifender als Mercurius solubilis
- schlechte Heiltendenz
- starker Geruch

Kreosotum D4
- widerlich stinkender Geruch
- ätzendes Sekret
- Nekrosen

Lachesis D8 s. Anfangs- und Fiebermittel

Pyrogenium D8 s. Infektions- und Fiebermittel

Calendula extern
- nimmt schlechten Geruch
- wirkt keimhemmend und heilungsfördernd

Unfall/Unfallschock

Arnica D4 (D30), Belladonna D4, Hypericum D6, Hamamelis D3

Unruhe

Arsenicum album D30 (D12)
- besonders nachts, *nach* Mitternacht

Rhus toxicodendron D6 (D30)
- Unruhe bei Distorsion und Ekzem
- Besserung durch Bewegung

Aconitum D30 (D4)
- plötzlich unruhig, ängstlich, schreckhaft
- bei perakuter Erkrankung Folge von Schreck oder kalter Zugluft

Urethritis

Cantharis D4, Thuja D6 (D15), Staphisagria D6, Pareira brava D4

Urticaria s. Ekzem

Acidum formicicum D4, Apis D4, Cantharis D4, Rhus toxicodendron D6 (D30), Cardiospermum D3, Urtica urens D4

Uterusatonie

Caulophyllum D30 (D4) (während der Geburt)
Secale cornutum D4 (nach der Geburt)
Sepia D8 (in der Laktation)

Vaginitis

Pulsatilla D4

- Vaginitis mit gelblichem/grünlichem, *nicht* wundmachendem Sekret
- bei eher gutmütigen, liebesbedürftigen Tieren
- Vaginitis vor der ersten Läufigkeit der Hündin

Mercurius solubilis D8

- weißliches oder weißlich-gelbliches Sekret
- wundmachend
- Ulzera

Mercurius corrosivus D6 und **Kreosotum D4** s. Ulzera

Hydrastis D4

- weißliches oder weißlich-gelbliches, auch blutiges Sekret in großen Mengen

Kalium bichromicum D6

- Sekret schleimig, fadenziehend
- Ulzera »wie ausgestanzt«

Calcium carbonicum D12

- Vaginitis bei Jungtieren

Cantharis

- gleichzeitige Cystitis

Venenentzündungen s. Thrombophlebitis

Verbrennungen

Hypericum D6

- Erythem sehr schmerzempfindlich

Cantharis D4

- Rötung, Bläschen, Blasen
- Schmerzen und Juckreiz

Apis D4
- Blasenbildung und Schwellung
- kühle Umschläge bessern

Calendula D2
- schlechte Heiltendenz
- infizierte Wundfläche
- Geruch

äußerlich: **Calendula-Salbe, Hypericum-Öl**

Verdauungsstörungen s. Diarrhöe, Kolik, Kotbeschaffenheit, Erbrechen, Koprostase, Indigestion beim Rind

Vergiftungen

Nux vomica D6
- Leberschutz und damit Förderung der Ausscheidung über die Leber
- Magen-Darm-Symptome stehen im Vordergrund: Erbrechen, Durchfall, Blähungen, Spasmen

Arsenicum album D6 (D12)
- Leber-Nieren-Schädigung bei und nach Vergiftungen s. auch Nephritis u. Hepatopathie
- Darmstörung: faulig riechender Durchfall

Phosphorus D8 (D30)
- Leber-Nieren-Schädigung bei Tieren, die dem Phosphor-Bild entsprechen
  s. Konstitutionsmittel

Flor de Piedra D3 (D4)
- Leberschädigung bei oder nach Vergiftung
- auch Nierenschädigung nach Vergiftung

Sulfur D12 (D30)
- Tier erholt sich nicht nach Vergiftung, obwohl Symptome abgeklungen sind

Ipecacuanha D6
– Erbrechen bei Vergiftung

Okoubaka D3
– Magen-Darm-Symptome bei oder nach Vergiftungen

Verletzungen s. Wundbehandlung

Virusinfektion

Lachesis D8, Coffea D2, Aconitum D4, s. Fiebermittel

Vulvitis

Apis D4, Pulsatilla D4

Warzen

Thuja D1, D6 (D15)
- Hauptwarzenmittel
- Warzen eher dunkel, gestielt, aber auch blumenkohlartig
- können bluten

Causticum D12 (D30)
- Wulstbildung (z. B. im äußeren Gehörgang)
- Oberfläche eher glatt, verhornt, schmieriges Sekret

Antimonium crudum D4
- stark verhornte, harte Warzen
- allgemeine Neigung zu Verhornungsstörungen, Verhärtungen usw.

Staphisagria D6 (D30)
- kleine stark juckende, zu Blutungen neigende Warzen, besonders im Bereich der Körperöffnungen

Acidum nitricum D6
- Warzen an den Körperöffnungen
- nässen, jucken, bluten leicht
- gleichzeitig Neigung zu Einrissen, Ulzera, Fisteln

Calcium carbonicum D12 (D30)
- zusammen mit **Causticum**
- bei Wulstbildung im Gehörgang

Warzen am Penis

Thuja D1, D6 (D15), Acidum nitricum D6

Warzen an den Zitzen beim Rind

Thuja D1, Causticum D12

Wehenschwäche

Caulophyllum D30 (D4), Pulsatilla D4

Welpensterben s. Anfangsmittel, Fiebermittel und entsprechende Symptomatik

Eugenische Kur bei der Hündin, Prophylaxe für Welpen: **Calcium carbonicum D30,** 1–2 Globuli pro Welpe am 1. Lebenstag oder D12, 1–2 Globuli pro Welpe, 1mal täglich

Wiederkauakt, sistierender s. Indigestion beim Rind

Wirbelsäule siehe Diskopathie und Spondylose

Wundbehandlung

Frische Wunden: **Arnica D3, D4 (D30)**
Rißwunden: **Calendula D2**
Stichwunden: **Ledum D4**
Quetschwunden: **Arnica, Hamamelis D3**
Schnittwunden: **Staphisagria D6 (D30)**
Sehnen/Bänder: **Rhus toxicodendron D6 (D30), Ruta D2 (D4)**
Periost: **Symphytum D1, Ruta D2 (D4)**

Arnica D3, D4, D30

- frische Wunden, Quetschungen
- frische Hämatome
- hellrote Blutung
- Blutverlust
- berührungsempfindlich
- Schock
- will sich nicht bewegen
- granulationsfördernd
- auch prae- und postoperativ **(D30)**

Arnica, extern: Wundreinigung, granulationsfördernd

Calendula D2

- verschmutzte Wunden

- ältere, infizierte Wunden
- granulationsfördernd

Calendula, extern:
- nimmt schlechten Geruch infizierter Wunden
- keimhemmend, granulationsfördernd

Ledum D4
- schmerzhafte Punkt- und Stichwunden
- bläulich rote Verfärbung (keine oder wenig Eiterung)
- infizierte Insektenstiche mit entsprechendem Aussehen

Hamamelis D3
- Folgen von Quetschungen
- Hämatome mit bläulicher Verfärbung
- venöse Blutungen
- post operationem bei dunklen venösen Blutungen, Hämatom-Bildung (z. B. Mammatumor)

Staphisagria D6 (D30)
- Schnitt- und Operationswunden
- Tier *sehr* schmerzempfindlich
- starker Juckreiz, Lecken, Ungeduld

Rhus toxicodendron D6 (D30)
- Verletzungsmittel für Bänder, Sehnen, Sehnenscheiden
  Distorsion = Verletzung einzelner Fasern
- geht die ersten Schritte hochgradig lahm, dann Besserung durch Bewegung
- festigt und kräftigt Bänder, Sehnen und Gelenke

Ruta D2 (D4)
- Verletzung von Periost, Band- und Sehnenansatz durch Schlag, Stoß, Distorsion, Überanstrengung
- Verletzung des Periost an wenig geschützten Stellen
- Besserung durch Bewegung

- läßt sich gut kombinieren mit **Rhus toxicodendron** bei Distorsion oder mit Symphytum bei Verletzungen von Periost, Knorpel oder Knochen

Symphytum D1 (D2)
- Verletzung am Knochen, Periost
- »Arnica des Knochens«
- bei Frakturen Kombination mit passendem Calcium-Salz, s. dort

Wundheilung, verzögert

Silicea D6 (D30), Calendula D2
Calendula extern

Wurmbefall

Abrotanum D1, China D4 (Nachbehandlung, besonders bei Kokzidien)
Calcium carbonicum D12 (D30) (Jungtiere)

Zahnen

Chamomilla D2, Belladonna D4, Calcium phosphoricum D8, Calcium carbonicum D12, Calcium fluoratum D6

Zahnfleischgeschwulst s. Epuliden

Zeckenbiß

Apis D4
infiziert/schmerzhaft: Ledum D4
äußerlich: Hypericum-Öl

Zentrale Störungen

Gelsemium D30, Zincum metallicum D8, Nux vomica D6 (D30), Belladonna D30, Hyoscyamus D30, Stramonium D30

Zitterkrankheit der Ferkel

Agaricus muscarius D6 (D30), Zincum metallicum D8

Zittern s. Gliederzittern

Zwischenzehenabszeß s. Abszeß, Eiterungen

Hepar sulfuris D8 (D30), Myristica D3, Silicea D6 (D12), Calcium sulfuricum D4, Sulfur D12 (D30)

Zwischenzehenekzem s. Ekzem

Hepar sulfuris D8, Mercurius solubilis D8, Apis D4, Sulfur D12 (D30), Rhus toxicodendron D6, D30, Rhus ven. D4, innere Ursache suchen (Leber, Niere, Futter usw.)

Zyklusstörungen

Pulsatilla D4, Sepia D8 (D30), Aristolochia D15, Apis D4 s. auch Fertilitätsstörungen, Ovarialzysten

Zysten der Ovarien s. Ovarialzysten

Zyste der Parotis s. Ranula

4. MODALITÄTEN

Besserung durch:

Wärme: **Arsenicum album, Hepar sulfuris, Kalium carbonicum, Lycopodium, Nux vomica, Rhus toxicodendron, Silicea**

Kälte: **Acidum hydrofluoricum**

Nässe/feuchtes Wetter: **Bryonia, Causticum, Hepar sulfuris, Nux vomica**

Bewegung: **Aurum, Conium, Dulcamara, Ferrum phosphoricum, Gelsemium, Lycopodium, Rhus toxicodendron**

Ruhe: s. Verschlimmerung durch Bewegung

Druck: auf schmerzende Stelle: **Bryonia, Conium, Drosera, Magnesium phosphoricum, Plumbum aceticum, Pulsatilla, Silicea**

Verschlimmerung durch:

Wärme: **Apis, Drosera, Jodum, Lachesis, Ledum, Mercurius solubilis, Natrium muriaticum** (Sonnenhitze), **Pulsatilla, Sulfur**

Kälte: **Aconitum** (kalter Wind), **Arsenicum album, Calcium carbonicum, Calcium phosphoricum, Calcium fluoratum, Dulcamara, Graphites, Hepar sulfuris, Hypericum, Kalium carbonicum, Lycopodium, Nux vomica, Phosphorus, Rhus toxicodendron, Silicea**

Nässe: **Arsenicum album, Calcium carbonicum, Dulcamara, Pulsatilla, Rhus toxicodendron, Ruta, Silicea, Lachesis**

bei klarem Wetter schlechter: **Bryonia, Causticum, Hepar sulfuris, Nux vomica**

Bewegung: **Belladonna, Bryonia, Chelidonium, Cocculus, Ledum, Mercurius solubilis, Nux vomica, Silicea**

Ruhe: s. Besserung durch Bewegung

Druck: **Apis, Hepar sulfuris, Jodum, Lachesis, Lycopodium, Mercurius solubilis, Ruta, Silicea**

morgens: **Bryonia, Chelidonium, Lachesis** (Leitsymptom), **Natrium muriaticum, Nux vomica, Phosphorus, Pulsatilla, Rhus toxicodendron, Sepia, Sulfur**

nachmittags: **Belladonna, Lycopodium, Pulsatilla, Rhus toxicodendron, Sepia, Silicea, Thuja, Zincum**

abends: **Antimonium crudum, Belladonna, Bryonia, Calcium carbonicum, Causticum, Lycopodium, Mercurius, Phosphorus, Pulsatilla, Sepia, Silicea, Sulfur, Zincum**

nachts: **Aconitum, Arsenicum album, Calcium carbonicum, Conium, Dulcamara, Mercurius solubilis, Ferrum phosphoricum, Hepar sulfuris, Kalium carbonicum, Lachesis, Phosphorus, Pulsatilla, Rhus toxicodendron, Sepia, Silicea, Sulfur, Zincum**

vor Mitternacht: **Aconitum, Carbo vegetabilis, Lycopodium, Phosphorus, Pulsatilla**

nach Mitternacht: **Arsenicum album, Drosera, Kalium carbonicum, Nux vomica, Phosphorus, Rhus toxicodendron, Silicea, Thuja**

Frühjahr: **Apis, Calcium, Lachesis, Lycopodium, Pulsatilla, Rhus toxicodendron**

Ekzem: **Sepia, Apis, Rhus toxicodendron**

Sommer/Sonne: **Antimonium crudum, Belladonna, Bryonia, Natrium muriaticum, Pulsatilla**

Herbst: **Lachesis, Rhus toxicodendron**

Winter: **Arsenicum album, Aurum, Calcium carbonicum, Causticum, Dulcamara, Ferrum phosphoricum, Hepar sulfuris, Mercurius solubilis, Nux vomica, Rhus toxicodendron, Silicea**

Haut: **Petroleum, Rhus toxicodendron**

Verlangen nach/Vorliebe für (bei Hund und Katze):

Obst/Gemüse: **Magnesium carbonicum, Acidum phosphoricum, Veratrum album, Lycopodium**

Sahne/Butter/Fett: **Acidum nitricum, Nux vomica, Sulfur**

Lehm/Sand/Kalk: **Calcium, Alumina**

Milch: **Rhus toxicodendron, Arsenicum album**

Eier: **Calcium carbonicum**

Salzigem Futter/Essensresten: **Calcium phosphoricum, Natrium muriaticum, Phosphorus, Veratrum album**

Abneigung gegen:

Fleisch (bei Hund und Katze): **Ferrum phosphoricum (Pulsatilla)**

Unverträglichkeit von:

Milch: **Calcium carbonicum, China, Magnesium carbonicum, Magnesium phosphoricum**

5. SCHLAGWORTREGISTER

LITERATURVERZEICHNIS

Dorcsi, M.: Bewährte Indikationen der Homöopathie, Dt. Homöopathie-Union, Karlsruhe 1985.

MacLeod, G./Wolter, H.: Homöopathische Behandlung der Rinderkrankheiten, Johannes Sonntag Verlagsbuchhandlung, Regensburg 1985.

Lippe, A.: Grundzüge und charakteristische Symptome der homöopathischen Materia Medica, Ulrich Burgdorf Verlag, Göttingen 1983.

Nash, E. B.: Leitsymptome in der Homöopathischen Therapie, 6. Aufl., Haug Verlag, Heidelberg 1959.

Rakow, B.: Der homöopathische Hundedoktor, Franck'sche Verlagshandlung, Stuttgart 1987.

Rakow, B.: Der homöopathische Katzendoktor, Franck'sche Verlagshandlung, Stuttgart 1986.

Wolff, H. G.: Unsere Hunde – gesund durch Homöopathie, 6. Aufl., Johannes Sonntag, Verlagsbuchhandlung Regensburg, 1985.

Wolter, H.: Klinische Homöopathie in der Veterinärmedizin, 2. Aufl., Haug Verlag, Heidelberg.

Wolter, H. (Hrsg.): Homöopathie für Tierärzte, Bd. 1 u. 2, Schlüter'sche Verlagsanstalt und Druckerei, Hamburg 1978 u. 1980.

Wolter, H. (Hrsg.): Homöopathie für Tierärzte, Bd. 3–6, Verlag W. Gilliar, Waghäusel 1981–1986.

Zimmermann, A.-M.: Homöotherapie der Augenkrankheiten, 1. Aufl., Johannes Sonntag, Verlagsbuchhandlung Regensburg, 1985.